［日］ 渡边 昌 —— 主编

高智红 —— 译

# 图解
# 营养学基础

中国轻工业出版社

# 前　言

　　我把自己曾经在病理学、免疫学、营养学、公共卫生学等所积累的知识，以及担任日本国立健康营养研究所董事长期间作为食育推进委员所得到的体会全部写进了这本书里。对于将来想学习营养学的人来说，希望通过阅读这本书可以从整体上了解营养学这门学科。

　　当今社会，营养问题涉及的范围很广。营养学不是从食物开始，而是要把食物的制作过程，提供过程也要考虑到。在地球环境恶化的现在，将医学、食品、农业、环境一体化之后讨论营养学才有意义。当然，对于我们的健康生活来说，安心且安全的食材是不可或缺的。

　　为了不偏向生物化学或者生理学，这本书不去讨论营养素详细的分类，而是从食物本身的营养出发，从对膳食提出合理建议的角度来讲述营养学。营养学不只是养身也是养心的学问。这是亚洲传统的养生思想。除此之外，温故知新，本书也引入了第二次世界大战期间一些活跃的营养学学者的观点。

　　最重要的是，本书对于"吃什么？吃多少？"这个问题，立足于可以对包括医院、养老机构等现实场所有帮助的出发点而进行阐述的。例如，以糙米和蔬菜为基础的食材，按照豆类、蛋类、乳制品、海藻类、蔬菜、鱼、菌类、薯类进行分类，人体必要的能量摄取量按照体重×0.4单位来计算等，介绍了很多从实际生活中得到的经验。相信这些一定会对人们实现健康长寿的目标有所帮助。

　　期望通过阅读本书，加深大家对营养学的兴趣，对营养师、食育教育者的人群有所帮助。

公益社团法人　生命科学振兴会理事长

日本综合医学会会长

渡边　昌

## 第3章 水、体液、血液的作用 ……………………… 73

## 第4章 三大营养物质和代谢 ……………………… 85

# 第5章 维生素的种类和作用 ·························· 103

# 第6章 矿物质和其他营养素的作用 ·············· 131

第10章 **不同人群的营养**

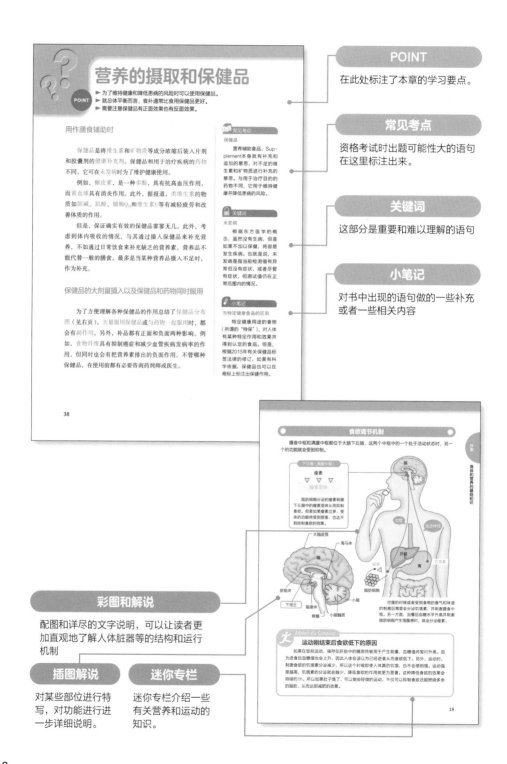

**POINT**

在此处标注了本章的学习要点。

**常见考点**

资格考试时出题可能性大的语句在这里标注出来。

**关键词**

这部分是重要和难以理解的语句

**小笔记**

对书中出现的语句做的一些补充或者一些相关内容

**彩图和解说**

配图和详尽的文字说明，可以让读者更加直观地了解人体脏器等的结构和运行机制

**插图解说**

对某些部位进行特写，对功能进行进一步详细说明。

**迷你专栏**

迷你专栏介绍一些有关营养和运动的知识。

以第五章维生素的种类和作用以及第六章矿物质和其他的营养素的作用来说明怎样阅读这本书

第五章 使用的图标示例

工 = 有助于能量的产生
体 = 有助于身体健康
机 = 功能性

摄取标准

根据《日本饮食摄入标准2015》，按照年龄分组，列出每人每天对各种营养素的摄取标准

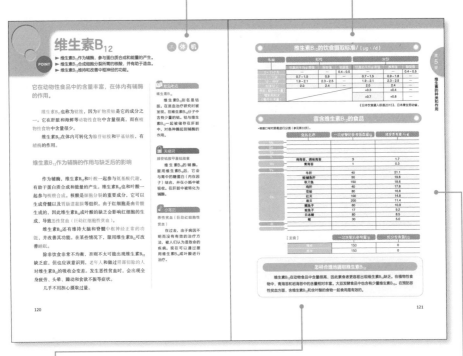

如何更好地摄取

介绍了此章所涉及的营养素在哪些食物中含量比较丰富，并对怎样合理地摄取营养进行了说明。

富含营养素的食物

按照书里记载的计算方法，按"Ma Go Ta Ti Wa Ya Sa Si I"的分类，可以从主食和9类食物中获得营养平衡。在实际烹饪中，这种分类方法更容易操作。

Ma …（豆 / 豆制品）　　Ya …（蔬菜 / 水果）
Go …（芝麻 / 种子类）　　Sa …（海鲜 / 肉类）
Ta …（蛋类）　　　　　　Si …（香菇，菌类）
Ti …（牛乳 / 乳制品）　　I …（薯类）
Wa …（海带 / 海藻类）　主食 …（精米，糙米）

※成分含有量是根据《日本饮食摄入标准2015》计算的。

# 身体和营养的基础知识

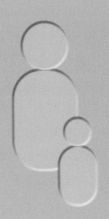

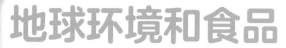

# 地球环境和食品

**POINT**

► 为了保护地球环境，建议本地产出本地消费，减少食物的运输距离，这点很重要。

► 同时，每个人都要牢记减少食品浪费。

## 日本的食材运输距离是世界最远的

人类在地球上生存，保护地球环境是人类的大课题之一。我们所得到的食材，都来自地球。实际上，食材的长距离运输，对于地球环境来讲是个极大的负担。用数值表示就是食材运输距离。

食材运输距离的计算是用运输量（t）×运输距离（km）来计算的。食材的产地和消费地之间的距离越小这个数值就越小，距离越远，数值就越大。日本的食材运输距离，2001年是7093（t·km）/人，总量就是9000亿（t·km），这个数值非常大，是世界最差的。这是因为日本粮食自给率很低，为了补充不足的食材，常常需要从国外大量进口。

实际上，日本的粮食自给率在发达国家中，不管以热量计算还是以生产价值计算都处于世界最低水平。让食材运输距离变小，比较推荐的方法是当地产出当地消费。扩大当地生产和当地消费的规模，这也有望振兴当地的农业。

另一方面，日本每年排放约1700万t的食物垃圾。这些丢弃的食物垃圾中还有可以食用的食物废弃物，据说大概有500万～800万t。

我们在考虑到营养的同时，也必须关注全球环境。用对地球尽可能友好的方法来获取食材，并且还要考虑到食材要物尽其用，尽量不浪费。以上这些想法，都需要我们付诸实践。

**常见考点**

食材运输距离

1994年，英国的消费运动家活动家蒂姆·朗倡导的一个概念，即用食材的量和运送距离的积来计算二氧化碳排出量对环境的影响程度。

**关键词**

粮食自给率

粮食自给率是生产的粮食占国内消费粮食的比率。粮食自给率的计算方法有基于热量计算和基于生产额计算的两种方法。

## 不同国家食材运输距离的比较（食料类别）

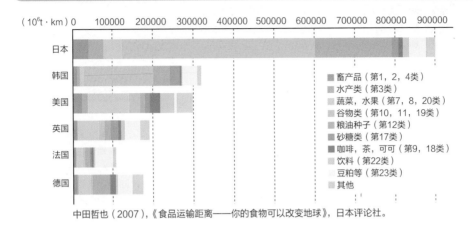

中田哲也（2007），《食品运输距离——你的食物可以改变地球》，日本评论社。

## 发达国家的粮食自给率

与其他发达国家相比（美国127%，法国129%，德国92%，英国72%），日本的粮食自给率（以热量为基准的计算方式）处于最低水平。

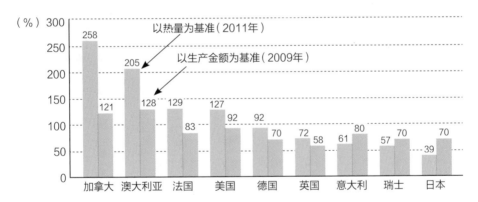

日本农林水产省《食料需求表》，图中的数值是日本农林水产省以FAO *Food Balance Sheets*的数据为基础计算出来的（不含酒精）。

### 粮食自给率一般是以热量为基准计算的

粮食自给率，一般有两种评估方式：以热量为基准和以生产金额为基准。以热量为基准的自给率的计算方式是，先将粮食生产量换算成热量，然后将每人每天通过本国粮食取得的热量除以每天消耗的热量的总量来计算的。以生产金额为基准的计算方式是先将生产量换算成通过将生产量换算成生产金额并将其除以消耗的粮食总金额来计算的，由于以生产金额为基准的自给率受价格的影响，因此通常使用基于热量里计算的自给率。

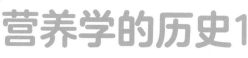

# 营养学的历史1

**POINT**
► 营养学是由医学之父希波克拉底提出来的。
► 罗马时期，盖伦通过解剖发现血液有流向脏器的现象。
► 18世纪后半叶，拉瓦锡证明了呼吸实质上是缓慢氧化。

## 营养学和医学以及自然科学密切相关

营养学是以生物学为基础的，并且随着医学和自然科学的进步而发展起来的。据说是古希腊的有医学之父之称的希波克拉底（公元前460—公元前375年），最初提出了营养学的概念，并留下了"食物不能治愈的疾病，医生也不能治愈"，"饮食可以替代药品，药品不能替代食物"等说法。这说明，距今2500年前，人们就已经认识到了饮食的重要性，并试图将这个理念传给后人。

古罗马时代，医学界有一位活跃的医生，被后人称为解剖的创始人，他就是盖伦（130—200年），他阐明了血液和脏器的关系。而且，盖伦认识到了摄取的食物作为热量来源被身体所利用，阐述了食疗的重要性。之后，古希腊和古罗马的医学开始重视食疗，一直延续到18世纪。

18世纪后期，法国的拉瓦锡（1743—1794年），证明了通过呼吸，有机物（食物）在体内燃烧生成了二氧化碳和水。以这个发现为契机，拉瓦锡确立了能量代谢的概念。1827年，英国的威廉·普洛（1785—1850年）成功地将牛乳成分离为糖、蛋白质和脂肪。

美国的阿特沃特（1844—1932年）计算出了1g糖、蛋白质、脂肪的热量，分别是4kcal、4kcal、9kcal[1]，这在后来被称为阿特沃特通用食物能量系数。

**常见考点**

希波克拉底

奠定了基于科学的医学基础，也被称为"医学奠基人"。他的学生们编辑的《希波克拉底全集》中的《希波克拉底誓词》，列出了关于医生道德和职责的规范，已被传承到现代医学教育中。

**关键词**

拉瓦锡

验证了质量守恒原理并创立了氧化说。被称为"现代营养学奠基人"，有机物燃烧产生二氧化碳和水的发现为能量代谢奠定了基础。

---

[1]　1kcal=4.1855kJ。

## 营养学历史上的重要发现

| 时间 | 人物 | 国家 | 发现内容 |
|---|---|---|---|
| 公元前400年 | 希波克拉底 | 希腊 | 指出了血液、黏液、胆汁、黑胆汁是疾病的要素，提出了食疗的重要性 |
| 2世纪 | 盖伦 | 罗马 | 摄取的食物，在体内会转化成热能被利用，应重视食疗 |
| 15世纪 | 帕拉塞尔苏斯 | 瑞士 | 认为医学要以自然观察和实验为基础，在医学中引入化学，用金属化合物制成了药品 |
| 1614 | 圣托里奥 | 意大利 | 测定并证明了摄入量等于排泄量以及通过皮肤、呼气排出热量的总和 |
| 1748 | 卡尔 | 挪威 | 骨骼的主要成分是钙和磷 |
| 1753 | 詹姆斯/林德 | 英国 | 通过临床试验证明坏血病和蔬菜水果的摄取不足有关，并发表了论文 |
| 1785 | 拉瓦锡 | 法国 | 发现人体吸入的氧气有81%转化成二氧化碳，19%转化成水 |
| 18世纪后半叶 | 斯帕兰札尼 | 意大利 | 发现胃液对食物的消化起作用 |
| 1812 | 克希荷夫 | 俄罗斯 | 发现淀粉在弱酸环境中加热后会分解为葡萄糖 |
| 1814 | 谢弗勒尔 | 法国 | 发现中性脂肪是由脂肪酸和甘油组成的。从胆汁中成功分出胆固醇 |
| 1827 | 威廉·普洛特 | 英国 | 从牛乳中分离出糖、蛋白质、脂肪三大营养素 |
| 1831 | 卢库斯 | 德国 | 证明了淀粉可以经唾液的作用转化为糖 |
| 1833 | 佩恩和帕索兹 | 法国 | 从麦芽的抽出液体里发现了可以把淀粉转化成葡萄糖的物质，并把这种物质命名为淀粉酶 |
| 1838 | 姆路达 | 荷兰 | 明确了蛋白质的成分，并且为蛋白质正式命名 |
| 1844 | 修米特 | 俄罗斯 | 把淀粉、蔗糖、乳糖等命名为碳水化合物 |
| 1873 | 福鲁斯达 | 德国 | 发表了矿物质是生命维持所必需的，人体必须从食物中摄取矿物质的观点 |
| 1883 | 阿特沃特 | 美国 | 把炸弹型热量计进行了改良，用于测量食品含有的热量，并且定义了阿尔沃特系数 |
| 1906 | 霍普金斯等人 | 英国 | 确认了必需氨基酸的生理功能 |
| 1911 | 冯克 | 波兰 | 从米糠中提取了可以防止交期的因子，命名为维生素 |
| 1915 | 卡拉姆 | 美国 | 把维生素分为脂溶性和水溶性两类 |
| 1936 | 罗斯 | 美国 | 发现了成人必需的8种必需氨基酸和必要的量 |
| 1937 | 克雷布斯 | 德国 | 发现了通过燃烧丙酮酸产生能量的三羧酸（TCA）循环系统，也被称为克雷布斯回路 |

# 营养学的历史2

► 英国的弗雷德里克·哥兰·霍普金，证明了除了三大营养成分之外还有其他营养成分的存在。

► 在研究脚气病的病因和治疗的过程中，人们发现从米糠成分中可以提取出维生素。

## 铃木梅太郎　世界上第一个提取出维生素的人

1814年，法国的米歇尔·欧仁·谢弗勒尔（1786—1899年）明确了三大营养成分为脂肪、糖和蛋白质，其中脂肪中的中性脂肪是由脂肪酸和甘油组成的。1831年，德国的卢库斯（1800—1837年）发现淀粉可以经唾液的作用转化成糖。1833年，法国的佩恩和帕索兹发现了可以使淀粉转化成葡萄糖的成分，并将其命名为淀粉酶。1906年，英国的霍普金斯（1861—1947年）等人证实了必需氨基酸所具有的生理作用，1936年罗斯成功地把氨基酸分为必需氨基酸和非必需氨基酸。

霍普金斯证明了除三种主要营养素外，人体还需要其他的营养成分，这为随后发现维生素铺平了道路。19世纪末，维生素的研究随着发现脚气病的病因有了很大的进展。1897年，荷兰阿克曼（1858—1939）发现给患有类似脚气病的鸡服用米糠，鸡的脚气病得到了治愈。1910年在日本，铃木梅太郎（1874—1943年）将米糠中提取的成分命名为硫胺，因为论文发表得晚，1911年将米糠的成分中命名为维生素（现在的维生素$B_1$）的波兰人冯克成了维生素$B_1$的第一发现者。在此之后，在调查坏血病和糙皮病的发病原因时，人们发现了一种又一种维生素。自19世纪初以来，人们不仅发现了微量矿物质，也认识到了矿物质的重要性。

# 维生素的发现史

| 种类 | | 时间 | 主要发现 |
|---|---|---|---|
| 脂溶性维生素 | 维生素A | 1915年 | 美国人麦卡勒姆等初次发现了脂溶性维生素的存在，可以溶解于油脂的命名为脂溶性A，可以溶解于水的命名为水溶性B |
| | | 1920年 | 德拉蒙德（英国）将脂溶性A命名为维生素A |
| | 维生素D | 1918年 | 梅兰比（英国）通过幼犬实验里发现了佝偻病的预防因素 |
| | | 1922年 | 麦卡勒姆（美国）把抗佝偻病因子命名为维生素D |
| | 维生素E | 1922年 | 埃文斯和毕晓普（美国）发现了预防白鼠不育的因子 |
| | | 1923年 | 抗不孕因子被命名为维生素E |
| | 维生素K | 1929年 | 丹麦的达姆从雏鸡实验中发现了凝血因子的必要因子，并将其命名为维生素K |
| 水溶性维生素 | 维生素$B_1$ | 1884年 | 军医高木兼宽（日本）证明，脚气病的病因是饮食，并通过改善海军饮食成功地预防了脚气病 |
| | | 1897年 | 克里斯蒂安·艾克曼（荷兰）将米糠添加到鸡饲料中治愈了有类似脚气病症状的鸡 |
| | | 1910年 | 铃木梅太郎（日本）从米糠中分离出的阿贝酸（后来更名为硫胺） |
| | | 1911年 | 冯克（波兰）从米糠中提取出了可以有效治疗脚气病的成分，并将其命名为维生素 |
| | | 1920年 | 在德拉蒙德（英国）的建议下，该成分被称为维生素B |
| | | 1927年 | 维生素B的不耐热成分被称为维生素$B_1$ |
| | 维生素$B_2$ | 1926年 | 谢尔曼（美国）发现维生素B中有一种促进生长的成分不会因加热而损失 |
| | | 1933年 | 库恩（德国）等分离出维生素$B_2$。因为它是第二次实验时被发现的，且具有类似于维生素B的功能，所以命名为维生素$B_2$ |
| | 烟酸 | 1928年 | 约瑟夫·古德伯格（美国）和同事从一项狗实验中发现，引发糙皮病的原因是饮食 |
| | | 1937年 | 埃尔维耶姆（美国）等人用烟酸治疗狗的糙皮病，并在动物肝脏中发现了烟酸 |
| | 维生素$B_6$ | 1934年 | 1934年，格兹（匈牙利）发现了一种预防鼠类皮肤炎的因子，并将其命名为维生素$B_6$ |
| | | 1938年 | 库恩（德国）等分离出了维生素$B_6$ |
| | 维生素$B_{12}$ | 1948年 | 美国的沃尔卡斯等人在研究恶性贫血时发现并分离出了维生素$B_{12}$ |
| | 叶酸 | 1931年 | 威尔士（英国）通过一项对巨幼红细胞性贫血的研究发现了一种预防因子，并将其命名为维生素M |
| | | 1941年 | 米切尔（美国）等人在菠菜中发现了一种抗贫血因子，并将其命名为叶酸 |
| | 生物素 | 1935年 | 凯伊克鲁（荷兰）等人在蛋黄中发现了一个可以改善皮炎的因子，并将其命名为生物素 |
| | 泛酸 | 1933年 | 威廉（美国）等人从酵母菌生长所需的成分中发现了生物素，并指出里面有泛酸 |
| | | 1939年 | 杰克斯（美国）等发现泛酸可预防鸡的癞皮症 |
| | 维生素C | 1747年 | 海军医生林德（英国）发现，水手食用柠檬和橙子可治疗坏死病 |
| | | 1920年 | 德拉蒙德（英国）从橙汁中分离出了预防出血性疾病的因子，并称其为维生素C |

# 食欲的机制

**POINT**
► 食欲受下丘脑控制。
► 当胃中分泌饥饿素时，摄食中枢受到刺激，引发食欲。
► 饭后，脂肪细胞中瘦素的分泌会抑制食欲。

## 食欲受大脑的摄食中枢和满腹中枢控制

人体有引起进食欲望的摄食中枢和感到吃饱了的满腹中枢。二者都位于大脑中的下丘脑，可接收各种激素和神经传导物质的刺激，进而控制食欲。

## 促进食欲的饥饿素和抑制食欲的瘦素

五种感官和环境都会引起一定的食欲，其中最重要的是视觉、味觉和嗅觉。食物的色彩和形态可给人体带来视觉刺激，食物本身的气味可给人体带来嗅觉刺激，在适当温度下烹饪后的饭菜味道会给机体带来刺激，且会通过大脑的复杂神经网络传递给胃、肠和摄食中枢。胃接收到刺激时，会分泌肽激素的饥饿素。饥饿素通过迷走神经摄取中枢来促进食欲。

另一方面，一种称为瘦素的激素，可抑制食欲。我们吃东西时，血糖水平升高可刺激脂肪细胞分泌瘦素。瘦素通过血液作用于满腹中枢的瘦素受体，从而抑制食欲。瘦素也作用于交感神经，有减少脂肪储存、加快体内代谢的作用。

脂肪细胞的数量越多，瘦素的分泌就越多，当一次发送到大脑的瘦素的量太多时，瘦素受体效果就会变得很差，从而无法抑制食欲。这就是越胖的人越不容易控制食欲的原因。

 **常见考点**

瘦蛋白

在希腊语中的意思是可以瘦的激素。瘦素由体脂肪的脂肪细胞分泌，作用于下丘脑的受体，可防止暴饮暴食。

 **关键词**

饥饿素

饥饿素是肽激素的一种。它具有增加食欲和促进生长激素分泌的作用。它与瘦素之间是竞争关系，在和瘦素保持平衡的同时控制食欲。

**小笔记**

瘦素的功能和预防肥胖的机制

瘦素会刺激满腹中枢。进食约20min后，由脂肪细胞才开始分泌瘦素，因此进食过快会导致暴饮暴食。为了防止肥胖，可通过细嚼慢咽来延长进食时间，等待满腹中枢受到刺激。另外，改善瘦素受体的功能也很重要，据说有规律的生活和良好的睡眠对改善瘦素受体的功能很有效。

## 食欲调节机制

摄食中枢和满腹中枢都位于大脑下丘脑，这两个中枢中的一个处于活动状态时，另一个的功能就会受到抑制。

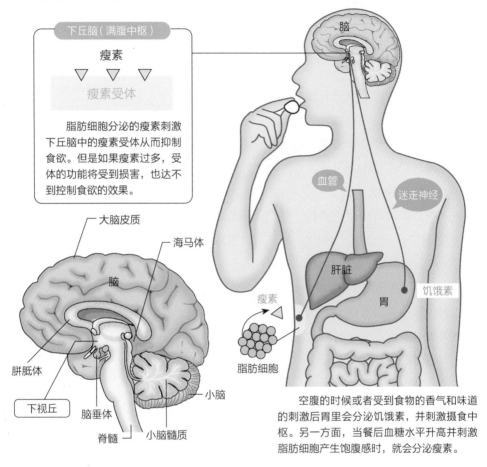

下丘脑（满腹中枢）

瘦素

瘦素受体

脂肪细胞分泌的瘦素刺激下丘脑中的瘦素受体从而抑制食欲。但是如果瘦素过多，受体的功能将受到损害，也达不到控制食欲的效果。

大脑皮质

海马体

脑

胼胝体

下视丘

脑垂体

脊髓

小脑髓质

小脑

脑

血管

迷走神经

肝脏

胃

饥饿素

瘦素

脂肪细胞

空腹的时候或者受到食物的香气和味道的刺激后胃里会分泌饥饿素，并刺激摄食中枢。另一方面，当餐后血糖水平升高并刺激脂肪细胞产生饱腹感时，就会分泌瘦素。

**Athletics Column**

### 运动刚结束后食欲低下的原因

如果在饭前运动，储存在肝脏中的糖原将被用于产生能量，血糖值将暂时升高。因为进食后血糖值也会上升，因此人体会误以为已经进食从而食欲低下。另外，运动时，刺激食欲的饥饿素分泌减少，所以这个时候即使人体真的饥饿，也不会感到饿。运动强度越高，饥饿素的分泌就越少，降低食欲的作用就更为显著。这种降低食欲的效果会持续约1h。所以如果肚子饿了，可以做些轻微的运动，不仅可以抑制食欲还能燃烧多余的脂肪，从而达到减肥的效果。

# 三大营养素

**POINT**

▶ 人体重要的能量来源是糖和脂肪，当这二者摄入不足时蛋白质也会被作为能量来源。

▶ 蛋白质和脂肪是人体的重要构成成分。

## 三大营养素的作用

人类要生存就必须要有能量。糖和脂肪是能量的主要来源。当这二者不足时，蛋白质也会作为能源来使用。不管哪一种营养素，都不能直接作为能量被利用，都需要经过消化系统分解后才能被利用。转化为能量最快的是糖，每克糖可以转换为4kcal能量。尽管脂肪被消化和吸收所需的时间比糖长，但它的能量转换效率更高，为9kcal/g。需要注意的是，如果二者摄入过多，就会以中性脂肪的形式储存在体内。

蛋白质，是组成人体的主要成分，每克可以产生4kcal的能量。蛋白质还是形成肌肉骨骼、内脏器官、皮肤和头发等组织的重要材料。脂肪也是组成人体的重要成分，是细胞膜和激素的原料。

## 能量基于BMI

糖、脂质和蛋白质对于维持生命尤为重要，因此被称为"三大营养素"。在日本厚生劳动省编写的《日本饮食摄入标准2015》中，这些营养素的过量或不足是考虑到BMI数值估计出来的。另外，为了保证营养素摄入平衡，三大营养素的摄入比率为，蛋白质13%～20%，脂肪20%～30%和糖（碳水化合物）50%～65%。

 常见考点

**kcal**

1cal，是1个大气压下，将1g水从14.5℃升高1℃所必需的热量。1kcal是1kg水升高1℃所需的热量。

 关键词

**BMI**

身高体重指数，是Body mass index的略写，不分男女，有调查报告显示当BMI为22时，生活习惯病的发病率最低。

**小笔记**

1g营养素可以提供的能源

营养物质在体外燃烧时，所获得的能量（物理燃烧值）。1g糖产生4.10kcal的能量，1g脂肪产生9.45kcal的能量，1g蛋白质能产生5.65kcal的能量。在此基础上再考虑到消化吸收率，生物体内燃烧时的能量（生理燃烧值）估计糖和蛋白质为4kcal，脂肪为9kcal。（但是由于蛋白质分解为肽时会有分解热，且转化为尿素时碳会有损失，所以实际上蛋白质的生理燃烧产生的能量为2～3kcal）。

## 能量收支平衡的基本概念

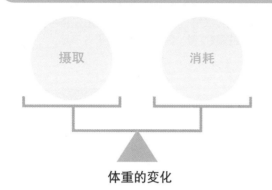

摄取    消耗

体重的变化

当摄入和消耗的能量相等时，体重没有变化，并且能保持健康的身高体重指数（BMI）。能量平衡被定义为"能量摄入等于能量消耗"，并且《日本饮食摄入标准2015》采用了身高体重指数（BMI）作为衡量能量的指标。

## BMI的标准范围（18岁+）

【 BMI的计算公式 】

$$BMI = 体重_{(kg)} \div [身高_{(m)}]^2$$

| 年龄（岁） | 目标BMI( kg/m²) |
|---|---|
| 18～49 | 18.5～24.9 |
| 50～69 | 20.0～24.9 |
| 70以上 | 21.5～24.9 |

计算示例
30岁身高1.7m
体重65kg
$65 \div (1.7)^2 = 22.49$
BMI的值在标准范围之内

※这个标准范围是男女通用的，仅供参考。
选自《日本饮食摄入标准2015》，日本厚生劳动省。

## 能量的产生和养分平衡（1岁及以上）（%）

| 蛋白质 | 脂肪 | | 碳水化合物 |
|---|---|---|---|
| | 总脂肪 | 饱和脂肪酸 | |
| 13～20 | 20～30 | 7以下 | 50～65 |

1. 每种营养素的范围都是大概的范围。需要视个人情况进行调整。
2. 对于脂肪，需要把脂肪中饱和脂肪酸等成分的量也考虑进去。
3. 含有酒精。
4. 需要密切关注膳食纤维的标准摄取量。

# 维生素和矿物质

**POINT**
▶对于脂溶性维生素要注意防止过剩，对于水溶性维生素要注意是否存在缺乏。
▶对于矿物质，食盐要注意是否会摄取过量，钙要注意是否摄取不足。

## 脂溶性维生素和水溶性维生素

和三大营养素相比，维生素和矿物质的必需摄取量很少，但是对于维持生命是必不可少的。

维生素分为脂溶性和水溶性两大类。脂溶性维生素有维生素A、维生素D、维生素E、维生素K四种，易溶于脂肪，不易于溶水，不会随尿液排出体外，所以容易在体内蓄积。特别是维生素A、维生素D、维生素E，如果摄取量偏多，就容易因过剩而对身体造成不好的影响。因此，脂溶性维生素的饮食摄取标准，是摄取的上限量。

水溶性维生素，是维生素B群，包括维生素$B_1$、维生素$B_2$、烟酸、维生素$B_6$、维生素$B_{12}$、叶酸、生物素、泛酸和维生素C这九种维生素，易溶于水是水溶性维生素的特征。另外水溶性维生素对光和热敏感，能随着尿液排出体外，特别注意维生素$B_1$、维生素$B_2$、维生素C容易出现不足的情况。

## 主要的矿物质和微量矿物质

矿物质也被称为无机物质，大致分为两种：日需求量为100mg或更高的是主要矿物质、日需求量为100mg以下的是微量矿物质。其中，体内经常产生不足的矿物质是钙和铁。另一方面，存在盐摄取过量的问题。

容易发生不足的某些维生素和矿物，虽然在体内可以合成，但是因为合成量很少，所以有必要从饮食中摄取。维生素和矿物质比较容易从补品中大量获取，因此不建议长时间服用补品，最好是从各种食物中均衡地摄取。

 常见考点

维生素

很多维生素是在寻找脚气病，坏血症和佝偻病等维生素缺乏症的病因时发现的。首先发现的是$B_1$，它具有氨基酸的特性，因此维生素的由来是vit（生命）+amin（氨基酸）=vitamin（维生素）。

矿物质

在构成人体的元素中，氧占65%，碳占18%，氢占10%和氮占3%，矿物质（无机）占4%。

 关键词

盐（NaCl）

虽然在饮食摄入标准中只把钠（Na）列为主要矿物质。但是摄取时，要考虑包括氯（Cl）在内的盐（NaCl）的当量。

# 维生素和矿物质的摄入不足和过量

| 维生素的种类 | | 维生素摄入不足和过量的主要表现 |
|---|---|---|
| 脂溶性维生素 | 维生素A | （过剩）头疼，呕吐，肝功能低下，（缺乏）夜盲症，成长障碍 |
| | 维生素D | （过剩）高钾血症，肾病，动脉硬化，（缺乏）佝偻病，骨质疏松症，骨软化症 |
| | 维生素E | （缺乏症）溶血性贫血，动脉硬化，神经障碍 |
| | 维生素K | （过剩）贫血，低血压※（缺乏）新生儿消化管出血 |
| 水溶性维生素 | 维生素$B_1$ | （缺乏）食欲不振，疲劳，浮肿，脚气病，韦尼克脑病 |
| | 维生素$B_2$ | （缺乏）皮肤粗糙，头发干燥，口腔炎，眼睛疲劳 |
| | 烟酸 | （缺乏症）溶血性贫血，动脉硬化，神经障碍 |
| | 维生素$B_6$ | 皮肤炎，口腔炎，贫血，食欲不振，免疫力低下 |
| | 维生素$B_{12}$ | （缺乏）恶性贫血 |
| | 叶酸 | （缺乏）恶性贫血，口腔炎，胃溃疡，胎儿神经管闭塞障碍 |
| | 生物素 | （缺乏症）皮肤炎 |
| | 泛酸 | （缺乏）沮丧，倦怠感，头晕，心悸 |
| | 维生素C | （缺乏）皱纹，瘢痕，缺铁性贫血，坏血症，成长不良 |

※正在服用抗凝剂和有血栓形成的人群

| 矿物质的种类 | | 矿物质摄入不足和过量的主要表现 |
|---|---|---|
| 主要矿物质 | 钙（Ca） | （过剩）钙沉着，石灰化，钙化，（缺乏）骨质疏松症，骨软化症，不安，沮丧 |
| | 磷（P） | （过剩）缺铁性贫血，骨质疏松症，（缺乏）体重减少，筋肉萎缩，肾功能不全 |
| | 镁（Mg） | （缺乏症）骨质疏松症，食欲不振，疲劳感，抽筋，心脏病 |
| | 钠（Na） | （过剩）浮肿，高血压，肾脏病 |
| | 钾（K） | （过剩）心脉停止 |
| 微量矿物质 | 铁（Fe） | （缺乏）缺铁性贫血，头晕，呼吸不畅，头痛，食欲不振 |
| | 铜（Cu） | 没有 |
| | 铅（Pb） | （缺乏症）味觉障碍，脱毛，食欲不振，皮肤炎，免疫力低下 |
| | 锰（Mn） | （缺乏症）青少年发育障碍，生殖功能低下，不孕 |
| | 碘（I） | （过剩）甲状腺功能障碍，（缺乏）甲状腺肿大，疲劳，倦怠感，体温低下，流产 |
| | 钼（Mo） | 无 |
| | 硒（Se） | （过度疾病）硒中毒（脱发，指甲变形，胃肠道疾病），食欲不振，贫血（缺乏）关节炎，肌肉萎缩，免疫力下降，胜山病 |
| | 铬（Cr） | （缺乏）周围神经损伤，糖代谢不足，糖尿病 |

## 未来有发展前景的职业——营养师

营养师，是营养学的专门人才。营养师资格是现今社会需求量很高的一种资格。

糖尿病、动脉粥样硬化、癌症等和不良生活习惯有很大关系，因此对包括饮食习惯在内的生活习惯的改善成了迫切需要。另外，在对上述这些生活习惯引起的疾病进行治疗时，营养师可以在治疗过程中管理患者的身体状况和营养状态，这有助于取得更好的治疗效果。

特别是对于医院和养老机构，营养师的作用就更大。他们对患者进行营养评估、营养护理规划和营养指导。现在，营养师作为营养支持小组（NST）的成员参与治疗，人们越来越期望营养师能与医生、护士和药剂师合作从而达到更好的治疗效果。作为营养师，除了要掌握营养、食物和料理方法的知识外，还需要有一定的医学和药学专业知识。通过食物使人们身体健康，这是一件非常有意义的工作。

日本在最近这几年中，每年都会有2万人左右参加营养师资格考试，总体合格率是40%～55%。新毕业生的合格率高达95%。

〔 营养师的就职方向 〕

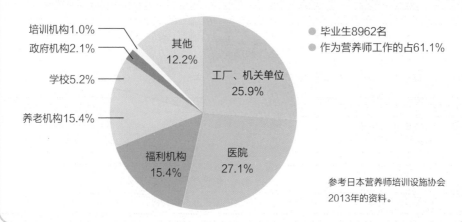

- 培训机构1.0%
- 政府机构2.1%
- 学校5.2%
- 养老机构15.4%
- 其他 12.2%
- 工厂、机关单位 25.9%
- 福利机构 15.4%
- 医院 27.1%

- 毕业生8962名
- 作为营养师工作的占61.1%

参考日本营养师培训设施协会2013年的资料。

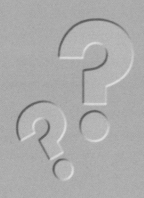

# 第 1 章

# 什么是营养学

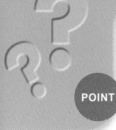

# 营养学的目的

**POINT**

► 营养是指为了生存从获取食物，到烹饪、食用、最后被人体消化和吸收的所有活动。
► 营养学的目的是通过合理的饮食使人达到健康长寿的目的。

## 营养是生存之道

营养学虽然是研究营养的学问，但研究对象不只是食物中含有的营养素。我们为了从食物中更好地获取营养，会把食物进行烹饪后再食用。进食后的食物经过机体的消化吸收才能维持人体的功能。如上所述，为了生存的这些活动都被称为营养，而研究营养的学科被称为营养学。

如果把医学看成是以医疗保健为目的所进行的诊断，以治疗和康复为横轴，那么营养就是对从怀孕到出生、成长、衰老和死亡为纵轴的研究。因此，学习营养学就需要系统地学习生理学和生物学等学科，掌握最新的知识。而且，作为和医疗密切相关的学科，临床营养学在临床中的实践中更是必不可少的。

## 从营养不良的时代进入生活方式不良的时代

过去，营养学的目的是为了找出脚气病和坏血病等营养不良症的原因并对其进行治疗。但是随着饮食的丰富，营养学的重点也变成了对因饮食过量和饮食不均衡而引起不良生活方式的预防，除此之外，营养学也开始试图解决每个不同个体所面临的各种问题。

人的一生就是生、老、病、死四个字，如果通过适当的饮食和运动让人保持健康的话，就不需要医疗了。营养学的最终理想就是实现这个目标。

 **常见考点**

营养素

营养素是食物成分之一，可以为机体提供能源，是生长和维持健康所必需的物质。糖、脂肪、蛋白质是三大营养素，在三大营养素的基础上加上维生素和矿物质，被称为五大营养素。

 **关键词**

营养

为了生存，生物体把体外的物质吸收到体内，这些物质被消化吸收后，不能被吸收的部分再被排出体外。营养就是维持生命的全部活动。

世界卫生组织（WHO）

WHO是World Health Organization的略写。WHO成立于1948年，是为了人类健康而在世界各地广泛活动的联合国组织。

## 营养学在人的一生中所起到的作用

医学是通过对疾病的诊断，对患者进行治疗最后使患者康复，从而维护我们的生命和健康的。而营养学会从预防疾病维持健康的角度，针对人们的饮食和生活方式提供正确的知识和建议。

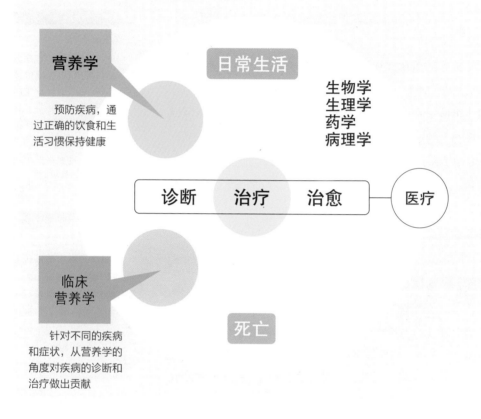

**营养学**

预防疾病，通过正确的饮食和生活习惯保持健康

日常生活

生物学
生理学
药学
病理学

诊断　治疗　治愈 ── 医疗

临床营养学

针对不同的疾病和症状，从营养学的角度对疾病的诊断和治疗做出贡献

死亡

---

### WHO对健康的定义

世界卫生组织（WHO）指出健康状态不是单纯指没有疾病，而是指在肉体、精神，以至于社会层面都得到满足的状态。与这个观点类似，营养学所认为的健康，不只是要从营养角度来维持的身体健康，更要通过饮食使人得到心理层面和社会层面的满足。

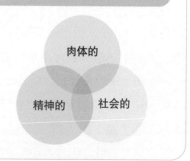

肉体的

精神的　　社会的

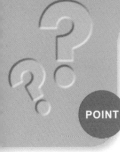

# 一天所需要的能量

**POINT**

► 人体一天所需要的饮食量可以用（体重×0.4单位）来估算。

► 1单位=80kcal，可以用于计算热量，也可以用来大概估算一下每天需要的饮食量。

► 运动活动等级为Ⅰ或Ⅱ的成年男性和女性可以用（体重×0.4单位）来估算。

## 一天所消耗的能量估算量=一天必须摄入的热量

能量的摄入量与消耗量之间的平衡，对于预防生活方式疾病非常重要。《日本饮食摄入标准2015》中的BMI（见右页）可以作为一个参考。如果BMI超过标准值，则需要审视一下每天的饮食量和运动量。"体重×0.4单位"是一种简单的估算方法，可让一般人比较容易地把握一天的能量大概消耗量。虽然用这个公式估计出来的是一天的能量消耗量，但是如果把这个值当作一天的能量需求量的标准，可以达到防止暴饮暴食，改善肥胖人群体质的目的。

### 进行营养指导要结合身体活动情况

一个单位是80kcal。日本人日常生活中的食量容易以80kcal来表示，因此经常用于医院的营养指导。日本糖尿病学会也常使用该标准，并且已经公布了80kcal的食品成分清单。

一个体重为60kg的人每天需要的能量为24个单位，利用这个单位系数可以大概计算出一个体重为60公斤的人每天需要的能量为1920kcal。将这个数值分成三份，例如早上8个单位，中午6个单位，晚上10个单位，然后根据个人的生活节奏和环境进行适当调整。根据运动活动水平来调整单位系数，运动活动等级为Ⅰ（低）或Ⅱ（正常）的成年男性和女性用"体重×0.4单位"，体育锻炼水平为Ⅲ（高）的人用"体重×0.5单位"，而对于常年卧床的老人，可以用"体重×0.3"来估算。

 常见考点

一个单位是80kcal

日本糖尿病学会和医院指导时都会用这个单位。80kcal相当于一个鸡蛋，一片鱼，一杯牛乳和半小碗米饭（50g）等提供的热量。比起热量的计算，用这个计算公式更容易把握个体的食量。

**关键词**

千卡（kcal）

虽然国际度量法规定能量的单位是焦耳（J），但是在营养学领域，千卡也经常被用作热量的单位。

**小笔记**

基础代谢（basal metabolism，BM）

环境温度在20~25℃，在早晨空腹安静平卧情况下测定的消耗能量的量。通常会用BMR(1kg体重所消耗的能量)来表示。

# BMI正常范围（18岁以上）[1, 2]

| 年龄（岁） | 正常范围（kg/m²） |
|---|---|
| 18 ~ 49 | 18.5 ~ 24.9 |
| 50 ~ 69 | 20.0 ~ 24.9 |
| 70以上 | 21.5 ~ 24.9[3] |

1 男女通用，仅供参考。
2 在流行病学研究所报道的死亡率最低的BMI的基础上，考虑到个别疾病的发病率和BMI关系，死亡因子和BMI的关系，并根据日本人BMI的实际分布状况，估计出BMI正常值。
3 由于70岁以上人群死亡率最低的BMI值与实际情况之间存在差距，同时考虑到需要预防身体衰弱和生活方式疾病。这个群体的BMI值范围定为21.5 ~ 24.9。

### 例：身高1.7m、体重80kg的男性

$$80 \div (1.7 \times 1.7) = 27.68$$

由于BMI的数值是27.7，超出了正常范围，从预防生活方式引起的疾病的角度来看，需要控制热量的摄取量。

【 身体活动量水平 】

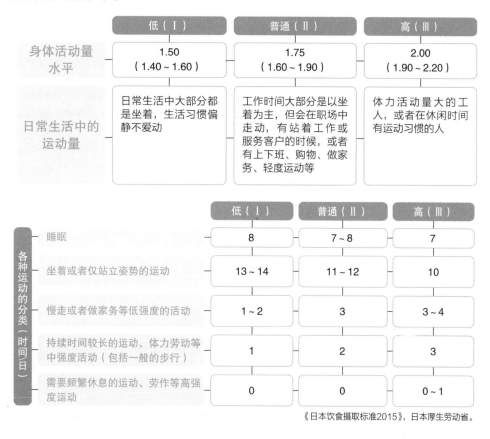

| | 低（Ⅰ） | 普通（Ⅱ） | 高（Ⅲ） |
|---|---|---|---|
| 身体活动量水平 | 1.50（1.40 ~ 1.60） | 1.75（1.60 ~ 1.90） | 2.00（1.90 ~ 2.20） |
| 日常生活中的运动量 | 日常生活中大部分都是坐着，生活习惯偏静不爱动 | 工作时间大部分是以坐着为主，但会在职场中走动，有站着工作或服务客户的时候，或者有上下班、购物、做家务、轻度运动等 | 体力活动量大的工人，或者在休闲时间有运动习惯的人 |

| 各种运动的分类（时间/日） | | 低（Ⅰ） | 普通（Ⅱ） | 高（Ⅲ） |
|---|---|---|---|---|
| | 睡眠 | 8 | 7 ~ 8 | 7 |
| | 坐着或者仅站立姿势的运动 | 13 ~ 14 | 11 ~ 12 | 10 |
| | 慢走或者做家务等低强度的活动 | 1 ~ 2 | 3 | 3 ~ 4 |
| | 持续时间较长的运动、体力劳动等中强度活动（包括一般的步行） | 1 | 2 | 3 |
| | 需要频繁休息的运动、劳作等高强度运动 | 0 | 0 | 0 ~ 1 |

《日本饮食摄取标准2015》，日本厚生劳动省。

# 均衡饮食指南

**POINT**
► "我的餐盘"（*My plate*）是源自美国的均衡饮食的实际指南。
► 餐盘被设计成4种颜色，分别代表蔬菜、水果、谷物和蛋白质。盘子的一半代表蔬菜和水果，另一半代表谷物和蛋白质，杯子代表牛乳和乳制品。

## 餐盘有助于选择食物的种类

营养均衡的饮食对维持健康很重要。可是什么样的饮食是均衡的饮食呢？

为了表现均衡饮食的概念，人们做了很多方案，其中2011年美国农业局（USDA）发表的我的餐盘（*My Plate*）被认为是最容易理解的方案。

"我的餐盘"在一个圆盘子上，食品和营养成分根据颜色区分，利用视觉效应很好地展现了平衡饮食。蔬菜（Vegetables）和水果（Fruits）占了盘子面积的一半，剩下的一半是米饭、面包这类谷物（Grains）和鱼肉等的蛋白质（Protein）。右上方的圆杯子代表了牛乳和乳制品（Dairy）。

"我的餐盘"参考了健康饮食的10个小贴士，也具体介绍了通过选择食物来达到营养平衡的方法。为了防止出现包括肥胖在内的各种生活方式疾病，"我的餐盘"增加了富含维生素和矿物质的蔬菜和水果，同时减少了脂肪、糖和盐的量。

生活方式疾病的预防，是日本社会由来已久的一个大课题。如果把谷物看成主食，以蛋白质为主菜，以蔬菜为配菜，食用牛乳、乳制品和水果保持不变，那么这个餐盘同样可以用来表现日本的均衡营养饮食。

 关键词

**"我的餐盘"（*My Plate*）**

和饮食金字塔类似，作为如何选择不同的食材以及适当分量的指南已经在美国使用了很多年。米歇尔·奥巴马夫人曾在2011年的"我的餐盘"方案的发表会上担任主持人。

📝 小笔记

健康饮食的10个小贴士

这是由美国农业部（USDA）管理的网站（http://www.choosemyplate.gov）上发布的关于10贴士营养教育系列丛书（10 tips Nutrition Education Series）的总结。

## 作为饮食指南的"我的餐盘"是什么？

*My Plate*是美国农业部（USDA）2011年发布的关于预防和改善肥胖以及生活方式疾病的饮食指南。将每种食物按营养成分分为四类，并以不同的颜色呈现在一个盘子中，让我们从视觉上感受到了营养平衡的饮食该选择什么食材以及各种食材的量。

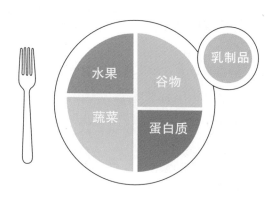

### 【 健康饮食的10个小贴士 】

**1  一天所必要的热量**

利用20页和28页介绍过的BMI和"体重×0.4单位"的计算方法，计算出一天必需的热量，从而可以轻松控制热量。

**2  享受用餐的快乐的同时也要注意适量**

进餐的量要适量，以身体需要的量为标准。进食速度快容易导致暴饮暴食，要引起注意。

**3  要注意不要吃太多**

选择较小的盘子和杯子，吃多少取多少。外出就餐时，要想办法控制进食量，比如可以选择量少的料理，或者和其他人一起分食，吃不完的菜要带回家。

**4  记住需要多摄取的食物**

要多吃富含钙、钾、维生素D和膳食纤维的食物，例如蔬菜、水果、全谷类以及脱脂乳、低脂乳、乳制品。

**5  蔬菜和水果要占到总进食量的一半**

多吃红色、橙色和绿色等五颜六色的蔬菜。另外，也可以在菜肴和甜点中加入水果。

**6  尽量选择不含脂肪或者低脂肪乳制品**

尽量选择脱脂或者低脂（1%）的牛乳和乳制品。与普通牛乳和乳制品相比，卡路里和饱和脂肪酸含量低，但钙的含量是一样的。

**7  谷物的一半选择粗粮**

用做主食的米和小麦，可以选择糙米或全麦面粉。糙米和全麦面粉含有更多的维生素和矿物质。

**8  记住尽量少吃的食物**

高脂肪、高糖和多盐的蛋糕和饼干、冰淇淋、甜饮料、比萨饼、香肠、培根这类食物不要每天都吃，并且要少吃。

**9  尽量选择少盐食品**

购买汤、面包、冷冻食品、罐头食品等时，要注意查看营养成分表示，选择盐分尽可能少的商品。在家制作食物时，也要注意食物的含盐量。

**10  用白水取代甜饮料**

软饮料和运动饮料中糖和卡路里的含量高，需要补充水分时，尽量多喝白水。

# 日版饮食金字塔

▶ 日本的饮食实用指南——"日版饮食金字塔"和"Ma Go Ta Ti Wa Ya Sa Si I"。

▶ "日版饮食金字塔"也有望在预防生活方式疾病和癌症上发挥作用。

## 找到适合自己的健康的饮食方式

作为"均衡饮食"的指南，有日本厚生劳动省和农林水产省推荐的《饮食平衡指南》。除此之外，还有易于大众理解的各种饮食指南。其中，"日版饮食金字塔"和"Magotachiwayasashii"非常容易理解和实践。

"日版饮食金字塔"是在以食物的功能性为主，并考虑到季节和数量的基础上完成的。每天的摄入量一目了然，最下面一行谷物，转化成必需的能量所需要的摄入量最多，需要400g，随着金字塔层数的增加，摄入量减少。这样就可以清楚地看到一天中所吃的食物的品种和数量。把这些食物分别分配到主食、主菜、配菜和汤中，就可以轻松地达到均衡饮食的目的。

以饮食金字塔为参考，每天的热量摄入量为1600～2000kcal（20～25个单位）。谷物中的糙米、黑米和大麦等杂粮，抗饥饿且功能性丰富，对于肥胖和糖尿病这类生活方式疾病以及癌症都有很好的预防效果。

口号"Ma Go Ta Ti Wa Ya Sa Si I"已经和"营养三色运动"一起用于指导饮食了。营养三色运动早在第二次世界大战后就已经在饮食指导中获得了成功。主食加9种食品（口号里有的食品），非常容易理解且便于实践。虽然没有摄入量的参考值，但可以在食材的选择上提供参考。大家可以从自己喜欢的食材开始实践。

### 关键词

**日版饮食金字塔**

这是前日本卫生与营养研究所的渡边昌先生的考案。这个金字塔注重于日本传统食材的优点，把食品的功能性作为主轴，并且考虑到了食材的类型和数量。

**营养三色运动**

营养三色运动又称"营养3.3运动"。一日三餐，每餐要吃三种颜色的食物。红色是"负责造血和肉的食物"（蛋白质），黄色是"负责长力气的食物"（糖、脂肪），绿色"可以调节身体的食物"（维生素、矿物质）。

**Ma Go Ta Ti Wa Ya Sa Si I**

和作为GHQ指导标准的近藤敏子等设计的"营养三色运动"一起，被致力于改善人们的饮食习惯的日本营养改善普及会用来指导人们的日常饮食。这是一种食品分类的方法。

## 日版饮食金字塔

如果每天都能摄取下图显示的6类食物，就可以得到营养均衡的饮食

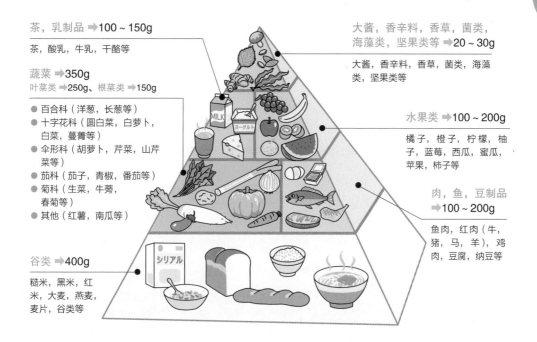

茶，乳制品 ➡100～150g

茶，酸乳，牛乳，干酪等

蔬菜 ➡350g
叶菜类➡250g、根菜类➡150g

- 百合科（洋葱，长葱等）
- 十字花科（圆白菜，白萝卜，白菜，蔓菁等）
- 伞形科（胡萝卜，芹菜，山芹菜等）
- 茄科（茄子，青椒，番茄等）
- 菊科（生菜，牛蒡，春菊等）
- 其他（红薯，南瓜等）

谷类 ➡400g

糙米，黑米，红米，大麦，燕麦，麦片，谷类等

大酱，香辛料，香草，菌类，海藻类，坚果类等 ➡20～30g

大酱，香辛料，香草，菌类，海藻类，坚果类等

水果类 ➡100～200g

橘子，橙子，柠檬，柚子，蓝莓，西瓜，蜜瓜，苹果，柿子等

肉，鱼，豆制品
➡100～200g

鱼肉，红肉（牛，猪，马，羊），鸡肉，豆腐，纳豆等

**不分男女老少，一天必需的热量都可以按照右边的算式进行计算**

| 体重 | × | 0.4（单位） |

1单位是80kcal
常年卧床的老人的需要量是体重×0.3

例：体重60kg的人60×0.4是24单位
早中晚每次各8单位计算
米饭一碗150g是3个单位。就可以容易地计算出需要的量

## 配菜

因为可以通过主食加九种配菜来达到饮食平衡，所以作为饮食的指导已经在日本使用了很多年。现在日本各地都在用这个标准。一天的摄取量，按照Ma Go Ta Ti Wa Ya Sa Si I 的分类很容易理解（参见第105~157页）。

| MA | GO | TA | TI | WA | YA | SA | SI | I |
|---|---|---|---|---|---|---|---|---|
| 豆/豆制品 | 芝麻/种子类 | 蛋类 | 牛乳/乳制品 | 海带/海藻类 | 蔬菜/水果 | 鱼类/肉类 | 香菇/菌类 | 薯类 |

# 食品成分表

**POINT**
► 食品成分表是可食用部分每100g食物中含有的热量和营养成分的数据库。
► 《日本食品标准成分表2015》(第七版)包含了2191种食品,52种成分。

## 成分表中食品的数量从初版的538种增加到2191种

食品成分表提供了食品的可食用部分(去除了丢掉的部分后的可食用部分)每100g所包含的热量和营养成分。2015年进行补充和修订后的《日本食品标准成分表2015》(第七版),是一个包括营养管理,食品的营养成分表示,统计和调查等在内的和营养相关的数据库。

食品标准成分表于1950年首次发布。最初列出了538种食品和14种成分,随着不断地增加和订正,现在有2191种食品和52种成分。虽然食物中所含成分的数量随季节、气候、生产地点等的不同而有所不同,但是把实际测量值作为营养素的标准值进行量化,有非常重要的意义。

## 饮食摄入标准和食品成分表的成分统一

在《食品标准成分表2010》(第六版)中,添加了7个新的成分(参见第35页图)。其中的五种(碘、硒、铬、钼、生物素)是根据《日本饮食摄入标准2010》的成分而添加的。第七版中在有机酸部分中添加了绿原酸和儿茶素等功能性成分,并且增加了对营养计算有帮助的项目。此外,添加了食品的碳水化合物的实测值,并且增加了单糖和膳食纤维的详细分类,这使得糖尿病和肥胖症患者的糖分摄入的管理更方便。

 **常见考点**

食品成分表

是日本食品标准成分表的缩写。日本最初的食品成分表是在1931年由日本内务省营养研究所发行的,当时的名称为《日本食品成分表总览》(包括1045种食品)。当前的食品成分表是第二次世界大战后再次修订的日本食品标准成分表,它是对1950年发布的食品标准成分表内容的修订。现在的成分表是由日本文部科学省科学技术委员会资源小组委员会创建的。

 **关键词**

日本人的饮食摄入标准

它是由日本厚生劳动省制订的,是一天摄入的能量和营养的标准和指南,旨在维持和改善人们的健康。

## 《食品标准成分表2015》（第七版）的成分项目

测量项目有以下52种，有2191种食品。

| 项目 | | 单位 |
|---|---|---|
| 废弃物 | | % |
| 热量 | | kcal/kJ |
| 水分 | | |
| 蛋白质 氨基酸 * | | |
| 脂肪 甘油三酯当量 * | | g |
| 脂肪酸 | 饱和 | |
| | 一价不饱和 | |
| | 多价不饱和 | |
| 胆固醇 | | mg |
| 碳水化合物 利用可能的碳水化合物（单糖当量） | | |
| 食物纤维 | 水溶性 | |
| | 不溶性 | g |
| | 总量 | |
| 灰分 | | |
| 无机物 | 钠 | |
| | 钾 | |
| | 钙 | |
| | 镁 | |
| | 磷 | |
| | 铁 | mg |
| | 锌 | |
| | 铜 | |
| | 锰 | |
| | 碘 * | |
| | 硒 * | μg |

| 项目 | | | 单位 |
|---|---|---|---|
| 无机物 | 铬 | | |
| | 钼 * | | |
| 维生素 | A | 视黄醇 | |
| | | α－胡萝卜素 | |
| | | β－胡萝卜素 | μg |
| | | β－隐黄质 | |
| | | β－胡萝卜素当量 | |
| | | 视黄醇活性当量 | |
| | D | | |
| | E | α－生育酚 | |
| | | β－生育酚 | mg |
| | | γ－生育酚 | |
| | | δ－生育酚 | |
| | K | | μg |
| | B₁ | | |
| | B₂ | | mg |
| | 烟酸 | | |
| | B₆ | | |
| | B₁₂ | | μg |
| | 叶酸 | | |
| | 泛酸 | | mg |
| | 生物素 * | | μg |
| | C | | mg |
| 食盐当量 | | | g |

*根据《日本食品标准成分表2010》（日本文部科学省）追加的项目

## 《日本食品标准成分表2015》（第七版）的主题

　　在第7版中，由于饮食习惯和社会需求的变化，成分表中新增加了313种食物，变成了2191种食物。追加的有生鱼片和天妇罗等日本食物，还有反映了健康意识的发芽米饭、五谷和亚麻籽油，另外也添加了小麦过敏人群食用的米粉面包和米粉面条，还添加了百吉圈、马斯卡彭干酪等国外进口食品。此外，对于饺子和咖喱鸡等熟食，还说明了成分值的计算方法。成分表还新添加了英文，明确表明了食品的营养价值。对于碳水化合物，除了添加了单糖和食物纤维的详细分类外，还增加了淀粉、葡萄糖和果糖等成分的附录，使其更易于用于饮食的指导。详细数据可以从文部科学省的网站下载。

# 饮食摄取标准

## 营养素有三种指标

《日本饮食摄入标准》是以增进国民健康、预防生活方式疾病和重症为目的而提供的能量和营养素的摄入标准。该指标对健康管理和营养指导起到了很大的作用。日本厚生劳动省每5年修正一次。《日本饮食摄入标准2015》是在2015年之后使用的。

热量的摄取基准可以参考必要热量的估算值。此外，从2015年版开始，因考虑保持能量摄入和能量消耗之间的平衡很重要，所以新添加了作为计算指标的BMI。

对于那些由于摄取不足而可能引起疾病的营养素，日本设立了"估算的平均必需值"和"推荐值"两个指标。对无法估算这两个指标的营养素，日本设立了"参考值"的指标。

"估算的平均必需值"是指摄取量在这个必需值以下时，这种营养素不足的确诊率可以达到50%以上，并且该营养素摄取量越低，营养不足的确诊率就越高。"推荐值"是指如果摄取量达到推荐值，那么这种营养素不足的确诊率会低于2.5%。"期望值"是指当摄取量达到期望值以上时，这种营养素不足的可能性几乎为零。

对于摄取过剩会引起健康问题的营养素，日本设定了"摄取的上限值"。为了预防生活方式疾病，对于过量摄取和不足都会引起生活方式疾病的营养素设定了"标准值"。

---

 **常见考点**

日本人的饮食摄取标准

通称为饮食摄取基准。它最初被称为营养需求量，于1941年被首次制订。当时制订的主要目的是为了预防营养素的摄取不足。2005年修订时进行了更名，并一直沿用至今。

---

**小笔记**

BMI的计算方法

用身高和体重代入下面公式计算BMI

$$BMI= 体重（kg）÷身高（m）^2$$

以预防生活方式疾病为目的而设立的"摄入标准值"。

在2015年版中，把钠（食用盐当量）的标准值改低了。18岁以上男性的盐当量为9.0g/d修改为8.0g/d，18岁以上女性为7.5g/d修改为7.0g/d。

# 关于饮食摄入量标准中的营养素的设置指标

对于三种主要营养素、维生素以及矿物质，饮食摄入标准设定了四个指标："估算的平均必需值""推荐值""期望值"和"摄取的上限值"。充分理解到四种指标的不同含义，在对饮食评估和指导时就可灵活使用。"估算的平均必需值"和"摄取的上限值"是根据临床试验和流行病学调查得出的结果，"期望值"是根据每年11月对人们的饮食摄入量和健康状况进行的日本《全国健康和营养调查》结果计算出来的。

## ● 担心摄取不足的营养素的指标设定

**估算的平均必需值** （estimated average requirement，EAR）

满足50%的目标人群（按性别/年龄分组）的一天推算摄取量。按这个数值摄取的话，摄取不足的风险高达50%。

**推荐值** （recommended dietary allowance，RDA）

满足绝大多数（97%~98%）目标人群（按性别/年龄分组）的一天摄取量。摄取量达到这个数值时，不足的风险会减低到2.5%。

**期望值** （adequate intake，AI）

没有足够的科学证据来计算估计的平均需求值和推荐值，满足所有目标人群（性别/年龄分组）保持良好的营养状况时的需要的足够的摄取量。

## ● 摄取过量会引起健康问题的营养素的指标设定

**摄入的上限值** （tolerable upper intake level，UL）

摄入上限值可以引导人们避免几乎所有的目标人群（按性别/年龄分组）因摄取过量而引起的健康问题风险。营养素摄入时要注意不能超过这个量。

## ● 预防生活方式疾病的指标设定

**标准值** （tentative dietary goal for preventing life-style related diseases，DG）

日本人为预防生活方式疾病所制定的摄入量或摄入量范围。

### 饮食摄入量标准各项指标的概念图

横轴表示日常生活中营养的习惯摄入量，纵轴表示缺乏或过量的风险。摄入量越接近0，发生缺乏症的风险就越高。如果摄入量为"估算的平均必需值"，则缺乏的风险为0.5（50%），摄入量为"推荐值"时，缺乏的风险为0.025（2.5%），当摄入量为"期望值"时，几乎没有缺乏的风险。对于有"摄入上限值"的营养素，没有缺乏的风险，但是摄入量越高，因为摄入过量而引起健康问题的风险就越高。

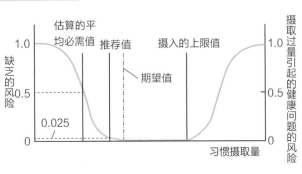

# 营养的摄取和保健品

**POINT**
► 为了维持健康和降低患病的风险时可以使用保健品。
► 就总体平衡而言，食补通常比食用保健品更好。
► 需要注意保健品有正面效果也有反面效果。

## 用作膳食辅助时

保健品是将维生素和矿物质等成分浓缩后装入片剂和胶囊剂的健康补充剂。保健品和用于治疗疾病的药物不同，它可在未发病时为了维护健康使用。

例如，槲皮素，是一种多酚，具有抗高血压作用，而黄血球具有消炎作用。此外，据报道，类维生素的物质如胆碱、肌醇、辅酶$Q_{10}$和维生素U等有减轻疲劳和改善体质的作用。

但是，保证确实有效的保健品寥寥无几。此外，考虑到体内吸收的情况，与其通过摄入保健品来补充营养，不如通过日常饮食来补充缺乏的营养素。营养品不能代替一般的膳食，最多是当某种营养品摄入不足时，作为补充。

## 保健品的大剂量摄入以及保健品和药物同时服用

为了方便理解各种保健品的作用总结了保健品分布图（见右页）。大量服用保健品或与药物一起服用时，都会有副作用。另外，补品都有正面和负面两种影响。例如，食物纤维具有抑制癌症和减少血管疾病发病率的作用，但同时也会有把营养素排出的负面作用。不管哪种保健品，在使用前都有必要咨询药剂师或医生。

 **常见考点**

保健品

营养辅助食品，Supplement本身就有补充和追加的意思，对不足的维生素和矿物质进行补充的意思。与用于治疗目的的药物不同，它用于维持健康并降低患病的风险。

 **关键词**

未发病

根据东方医学的概念，虽然没有生病，但是如果不加以保健，将容易发生疾病。也就是说，未发病是指当前检测值有异常但没有症状，或者尽管有症状，但测试值仍在正常范围内的情况。

 **小笔记**

与特定健康食品的区别

特定健康用途的食物（所谓的"特保"），对人体有某种特定作用和效果并得到认定的食品。但是，根据2015年有关保健品标签法律的修订，如果有科学依据，保健品也可以在商标上标注出保健作用。

## 保健品分布图

下图的上部是人们美容/减肥的意愿，下方是顺其自然的意愿。抗氧化活性强的成分位于下图中部。左侧是使用后效果较好的成分（有效成分），右侧是使用后可能导致身体不适的成分（因为成分的副作用）。

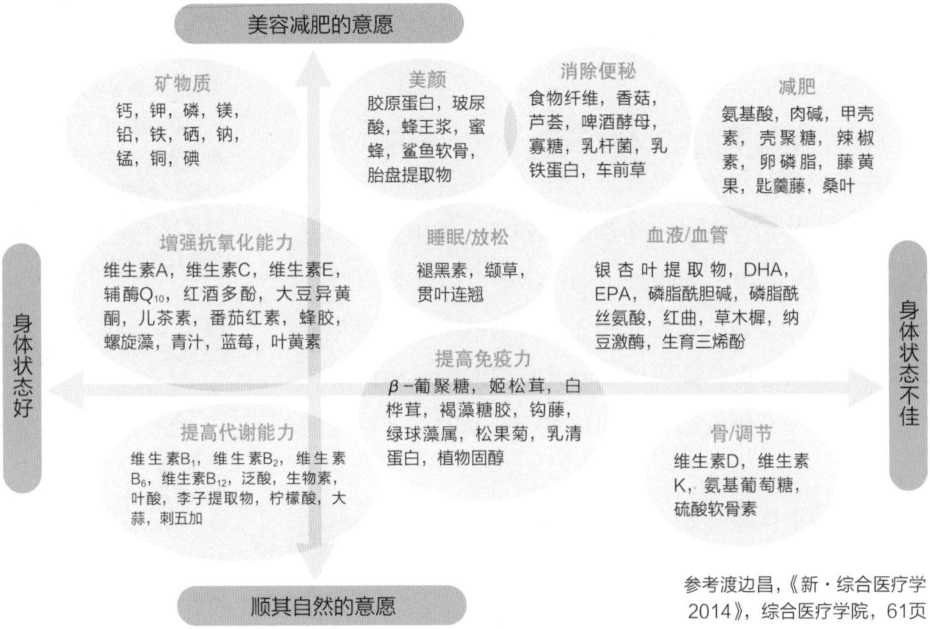

**美容减肥的意愿**

**矿物质**
钙，钾，磷，镁，铅，铁，硒，钠，锰，铜，碘

**美颜**
胶原蛋白，玻尿酸，蜂王浆，蜜蜂，鲨鱼软骨，胎盘提取物

**消除便秘**
食物纤维，香菇，芦荟，啤酒酵母，寡糖，乳杆菌，乳铁蛋白，车前草

**减肥**
氨基酸，肉碱，甲壳素，壳聚糖，辣椒素，卵磷脂，藤黄果，匙羹藤，桑叶

**增强抗氧化能力**
维生素A，维生素C，维生素E，辅酶Q$_{10}$，红酒多酚，大豆异黄酮，儿茶素，番茄红素，蜂胶，螺旋藻，青汁，蓝莓，叶黄素

**睡眠/放松**
褪黑素，缬草，贯叶连翘

**血液/血管**
银杏叶提取物，DHA，EPA，磷脂酰胆碱，磷脂酰丝氨酸，红曲，草木樨，纳豆激酶，生育三烯酚

**身体状态好**

**身体状态不佳**

**提高代谢能力**
维生素B$_1$，维生素B$_2$，维生素B$_6$，维生素B$_{12}$，泛酸，生物素，叶酸，李子提取物，柠檬酸，大蒜，刺五加

**提高免疫力**
β-葡聚糖，姬松茸，白桦茸，褐藻糖胶，钩藤，绿球藻属，松果菊，乳清蛋白，植物固醇

**骨/调节**
维生素D，维生素K，氨基葡萄糖，硫酸软骨素

**顺其自然的意愿**

参考渡边昌，《新·综合医疗学2014》，综合医疗学院，61页

## 营养品的正面和负面影响

| | 正面影响 | 负面影响 |
|---|---|---|
| 食物纤维 | 抑制大肠癌，血管疾病的发病 | 排出营养素 |
| 铁 | 治疗潜在性缺铁性贫血 | 氧化应激增加并促进2型糖尿病的发作 |
| 钙 | 促进骨骼的形成，抑制某些癌症的发病 | 加快动脉硬化的发展及钙的沉积 |
| 精氨酸 | 抑制血管扩张和动脉硬化 | 没有临床研究显示 |
| ω-3脂肪酸 | 抑制炎症和动脉硬化 | 出血倾向？（抗血栓药并用时要注意） |
| 维生素E | 抗氧化和抑制动脉硬化 | 多余脂肪堆积 |
| β-胡萝卜素 | 抗氧化和抑制动脉硬化 | 多余脂肪堆积 |
| 肉碱 | 促进脂肪代谢 | 加快动脉硬化 |

渡边昌，《新·综合医疗学2014》，综合医疗学院，63页。

# 基因与营养

**POINT**
- ▶ 基因位于细胞核的DNA链中。
- ▶ 基因的个体差异是由于构成基因的碱基序列的差异引起的。
- ▶ 有望利用遗传信息量身定制营养配餐。

## SNP信息揭示了基因与疾病之间的关系

吃一样的饭菜，有些人会发胖，而有些人则不会。这个现象可能是因为人的体型受到了基因的影响。基因是在细胞分裂过程中从一个细胞传到另一个细胞的"设计图"。基因存在于细胞核内的DNA中。四种类型碱基的其中一种加上糖、磷酸组成了DNA的基本组成单位，核苷酸。DNA是由核苷酸组成的具有双螺旋结构的聚合物。构成这种双螺旋结构的四种类型碱基的序列就是遗传信息。

基因的个体差异是由碱基序列的差异引起的。当序列变异发生的频率在种群总数的1%或1%以上时，即为基因多样性。最常见的基因多样性是当一个碱基被替换或缺失时发生的一碱基多态性（SNP或SNPs）。通过对SNP的分析，人们明确了它与许多遗传疾病和生活方式疾病有关。

但是，生活方式疾病并非仅由遗传因素引起。与环境因素（如压力）和生活方式因素（如饮食习惯和缺乏运动）之间的关系更为密切。例如，将能量转化为热量的解偶联蛋白（UCP3）基因发生突变的人，其体重增加的可能性更大。在这种情况下，是可以通过调节饮食中的能量摄入来预防肥胖的。这样，利用遗传信息对某个人的营养进行管理，量身定制的营养管理，可以在将来作为预防生活方式疾病的一种措施。

 **常见考点**

量身定制营养管理

利用某个人的遗产信息，根据他的代谢特征来管理他的营养。与此类似的量身定制药物和食品研究也在进行中。

 **关键词**

遗传多样性

发现基因的碱基序列突变的发生率为群体的1%或更高时即为遗传多样性。发生在群体总数不到1%的碱基突变称为基因突变。

解偶联蛋白（UCP3）

存在于全身的肌肉和棕色脂肪细胞中，可直接将糖和脂质的能量转化为热量的一种蛋白质。

# DNA的构造

DNA是长链聚合的生物大分子，被一种名为组蛋白的蛋白质所包围，并折叠成一条染色体。

DNA是核苷酸链接而成的。核苷酸是由四种类型的碱基[腺嘌呤（A），鸟嘌呤（G），胞嘧啶（C）和胸腺嘧啶（T）]，以及糖（脱氧核糖）和磷酸的组成的。

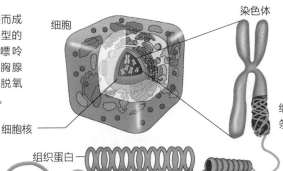

细胞

细胞核

染色体

细胞核中有46条染色体。

组织蛋白

DNA

基因

## 生活方式疾病的发病原因

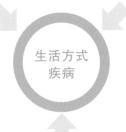

遗传因素
*和遗传因子有关

外部环境因素
*病原体，有害物质，压力源

生活方式疾病

生活习惯因素
*食生活，运动，休养，吸烟，饮酒，心理活动模式等

*参考厚生省保健医疗局生活方式疾病对策办公室。

## 生活方式疾病和遗传因子的要因

| | 遗传因子 |
|---|---|
| 原发性高血压 | 20个相关基因，如血管紧张素 |
| 糖尿病 | 10多种糖尿病易感基因 |
| 动脉粥样硬化疾病 | 载脂蛋白基因和LDL受体基因 |
| 血脂异常 | 参与脂质代谢的APOA5基因等 |
| 肥胖 | $\beta_3$肾上腺素受体基因，胆囊收缩素A受体基因等 |

# 生物钟基因营养学能增强减肥效果

生物钟基因营养学是一门新的营养学科，是考虑了人体生物钟、食物类型、进食时间、进食顺序和进食速度的新学科。体内许多细胞都有一个有自己节奏的时间基因。通过调整周期，有望更有效地保持健康和减肥。

众所周知，生物节律是每天25小时。如果住在没有时钟或没有灯光的地方，则每天大约会晚睡一个小时。阳光和早餐可以有效地调节这个生物节奏，当你早上醒来并晒太阳时，大脑时钟会重置，身体开始适应地球时间。早餐不仅可以补充营养，还可以调节内脏的工作节奏，激活能量代谢。

举一个生物钟基因营养所倡导的"饮食时间"的例子，早餐和午餐时，人们积极摄取蛋白质和脂肪，因为在白天，肝脏和胃的功能比较活跃，中性脂肪不容易在体内积聚。到了18：00以后，中性脂肪容易积聚，引起肥胖，要注意适度摄取脂肪。另外，如果你想吃甜食，那推荐在16：00～17：00吃，因为这个时间胰岛素分泌旺盛，血糖值不容易上升。

"进食顺序"，从膳食纤维含量高的蔬菜开始进食，可以抑制血糖的急速上升，从而预防糖尿病。而且，认真咀嚼、放慢进食速度，也可以抑制血糖值的急速上升。

# 消化和吸收的机制

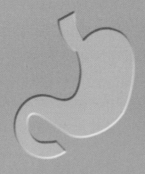

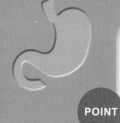

# 消化系统如何工作的

**POINT**
▶ 消化是将食物分解成分子使其易于被吸收。
▶ 消化道是用于消化食物的管道，总长度为9～10m。
▶ 消化腺是产生和释放消化酶（帮助消化）的器官。

## 消化器官和附属器官组成消化系统

人类通过摄取食物获取能量来维持生命。但是，食物并不是吃进去就立即能作为能量被利用的。食物中的大多数分子太大且无法直接被吸收，因此就需要将其分解为较小的分子。这就是消化。

进行食物消化的系统被称为消化系统，由消化管和消化腺组成。消化管是食物在消化过程中通过的管道，从唇、口腔开始，经过食道、胃、小肠、大肠最后达到肛门。

消化管的总长度大约是身高的6倍，全长9～10m，管壁基本都是三层，从内腔侧开始分别是黏膜层、肌层和浆膜层。

消化腺，除了口腔中的唾液腺（耳下腺、耳下腺、舌下腺等）之外，还有肝脏、胆囊、胰脏，这些消化腺分泌消化酶有助于消化。

## 消化分为机械消化和化学消化

消化系统的消化有机械性（物理性）消化和化学性消化两种。机械性消化，是在口腔内把食物咬碎的咀嚼和通过胃和小肠的蠕动等物理性的外力把食物变小变软的过程。

化学性消化是在唾液和胰液等消化酶的作用下，将食物成分进行分解的过程。分解后的成分、营养物质被吸收到体内，剩下的被消化后物质的水分在大肠内被吸收后，不能被吸收的食物残渣成为粪便排出体外。

**常见考点**

消化管

消化管是食物从口腔到肛门的管道。在通过管道的过程中食物被消化和吸收。

消化酶

它是一种分解食物的蛋白质，使食物很容易被消化道吸收，包括消化液及唾液中的淀粉酶、胃液中的胃蛋白酶和胰液中的脂肪酶。分解糖、蛋白质和脂质的消化酶是固定的。

**关键词**

蠕动

这是一种规律的收缩运动，可以把消化物向大肠方向推送，并在整个消化道中发生。这个运动是在自主神经的作用下无意识完成的。

# 消化系统

消化道
消化腺

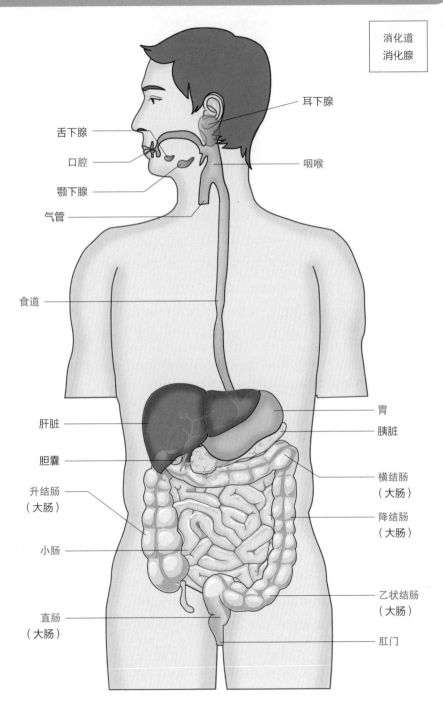

耳下腺

舌下腺

口腔

颚下腺

气管

咽喉

食道

肝脏

胆囊

升结肠
（大肠）

小肠

直肠
（大肠）

胃

胰脏

横结肠
（大肠）

降结肠
（大肠）

乙状结肠
（大肠）

肛门

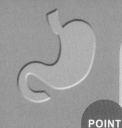

# 消化道和消化酶

► 食物通过消化道时被各种消化酶消化并分解。
► 消化酶的分泌受自主神经和胃肠激素的控制。

## 不同的消化腺分泌不同的消化酶

口腔中的食物通过消化道时被多种消化酶消化和分解。产生的消化酶因消化腺而异，但都受自主神经和胃肠激素的控制。

当食物进入口腔时，副交感神经受到刺激，会分泌唾液。唾液中含有消化酶之一的淀粉酶。淀粉酶将一些糖（淀粉）分解成麦芽糖。当食物被送入胃中时，会刺激胃分泌强酸性（pH 1~2）的胃液，胃泌素的分泌，可促进消化。另外，胃液中含有蛋白水解酶的胃蛋白酶，会分解某些蛋白质。

## 90%的消化吸收过程是在小肠中进行的

从胃部出来的消化物被送至小肠的十二指肠时，会分泌一种称为胆囊收缩素的消化管激素，接收到这个激素，胰腺会分泌胰液，胆囊会分泌胆汁。胰液中含有分解糖、蛋白质和脂肪的酶，可使消化和分解过程继续进行。胆汁会乳化脂肪，并通过胰液中含有的脂肪酶分解脂肪。之后通过蠕动把消化物从小肠的空肠送至回肠，这个过程会持续3~5h，然后再由小肠黏膜分泌的消化酶进一步将其分解。最终的分解产物中的葡萄糖和氨基酸被运送到毛细血管中，其中大多数脂肪酸和甘油单酸酯被送到淋巴管中，被身体吸收。小肠在消化和吸收中起着很重要的作用，大约90%的消化吸收过程是在小肠中完成的。

常见考点

**自主神经**

自主神经可在一天24h内不间断地工作，可协调身体各部分的活动。交感神经在白天活跃，副交感神经在休息时和晚上活跃。

**胃肠激素**

消化道分泌的激素，例如胰泌素和胃泌素。它参与消化液的分泌和消化道的运动。

**体内吸收率**

食物在胃肠道中被分解为营养物，并通过肠上皮细胞吸收运输到肝脏。此时体内吸收的营养成分的比例就是体内吸收率。

## 消化腺和消化酶

食物通过消化道时会被消化，但是糖、蛋白质和脂肪在体内的分解部位和消化酶类型也有所不同。分解后成分的约90%被小肠的上皮细胞吸收。

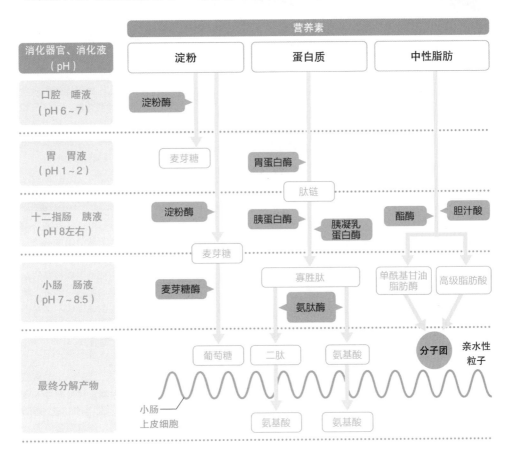

| 消化器官、消化液（pH） | 营养素 | | |
|---|---|---|---|
| | 淀粉 | 蛋白质 | 中性脂肪 |
| 口腔 唾液（pH 6~7） | 淀粉酶 | | |
| 胃 胃液（pH 1~2） | 麦芽糖 | 胃蛋白酶 | |
| | | 肽链 | |
| 十二指肠 胰液（pH 8左右） | 淀粉酶 | 胰蛋白酶　胰凝乳蛋白酶 | 酯酶　胆汁酸 |
| | 麦芽糖 | | |
| 小肠 肠液（pH 7~8.5） | 麦芽糖酶 | 寡肽　氨肽酶 | 单酰基甘油脂肪酶　高级脂肪酸 |
| 最终分解产物 | 葡萄糖 | 二肽　氨基酸 | 分子团　亲水性粒子 |
| | 小肠上皮细胞 | 氨基酸　氨基酸 | |

### 进食后立即运动会引起消化不良

进食后，血液会集中在胃部消化食物，胃分泌出胃液并开始蠕动。如果在此时进行运动，肌肉需要血液，会导致胃部血液不足，引起消化不良。饭后休息30min~1h，可以帮助消化。如果想在饭后锻炼，最好等消化后1~2h再进行，这时血糖水平才能稳定下来。另一方面，餐前运动虽然对节食有效，但特别饥饿时要避免餐前运动。如果血糖水平低，运动就会消耗血液中的葡萄糖，血糖不足，则可能引发头晕甚至导致跌倒。

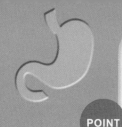

# 咀嚼和吞咽

**POINT**
▶ 食物进入口腔，受到咀嚼和唾液的作用开始被消化。
▶ 大约95%的唾液是从下颌下腺、腮腺和舌下腺的大唾液腺分泌的。
▶ 唾液中的α-淀粉酶可以将淀粉分解为麦芽糖。

## 消化是从口腔内的咀嚼和唾液的分泌开始的

食物的消化从口腔开始。颌骨和牙齿将口中的食物捣碎，并在舌头的搅拌下进行咀嚼。这时，唾液从唾液腺中分泌出来，因此使食物更容易被消化。通过咀嚼使食物变小的过程称为机械性消化，通过唾液等消化酶的作用分解食物的过程称为化学性消化。

## 唾液的成分和性质取决于分泌部位

大约95%的唾液是由下颌下腺、腮腺和舌下腺分泌的，这三个腺体被称为大唾液腺（三个主要的口腔腺）。口腔内除了大唾液腺之外还有很多像唇腺和舌腺这样的小唾液腺，每天分泌的唾液量为1~1.5L。唾液的主要成分是水，其他成分和性质也取决于分泌腺的位置。

颌下腺和腮腺分泌的唾液含有大量的α-淀粉酶。淀粉是一种糖，这个消化酶可以把淀粉分解为麦芽糖。舌下腺分泌的唾液中含有一种糖蛋白，称为黏液素，其中含有的黏性成分可防止口腔干燥。

经口腔咀嚼和唾液软化的食团会通过舌头被带到口腔后部，当食团碰到咽后壁时，引发吞咽反射，食团被送至食道（这个过程被称为吞咽）。此时，如果食团意外进入呼吸道则被称为误吸，发生误吸时，会被呛得很难受。

 **常见考点**

**淀粉酶**

淀粉酶是唾液中所含的一种消化酶，可将米和面粉中的淀粉分解为麦芽糖。胰腺分泌的胰液中也有淀粉酶的存在。

🔒 **关键词**

**唾液**

舌下腺分泌的唾液，因为富含一种称为黏蛋白的蛋白质而具有很高的黏性，称为黏液性唾液。腮腺分泌的唾液因不含黏蛋白因而稀薄光滑，被称为浆液性唾液。

**吞咽**

吞咽是食物被吞入食道的过程。当食物碰到喉部深处时，刺激就会传递到大脑的延髓吞咽中枢，产生无意识的吞咽反射而发生吞咽。

## 口腔的构造

口腔是消化道的入口，通过咀嚼将食物变小，唾液的作用是将淀粉分解成麦芽糖。

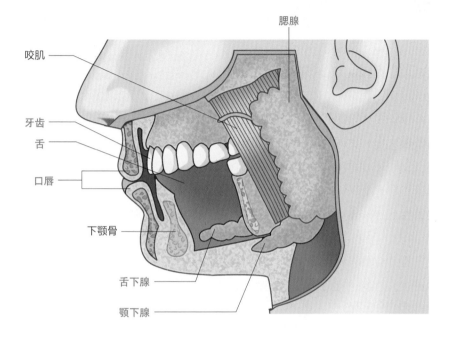

腮腺

咬肌

牙齿

舌

口唇

下颚骨

舌下腺

颚下腺

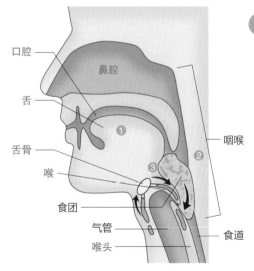

口腔

鼻腔

舌

舌骨

喉

食团

气管

喉头

咽喉

食道

### 吞咽的进行

当食团到达到喉咙后部时，会引发吞咽反射，食团会被送至食道。

❶ 舌头把食团从口腔送到喉咙后部。

❷ 食团接触到咽喉后部，引起吞咽反射。

❸ 食团通过时，喉头盖会盖住气管的入口。

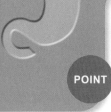

# 食道和胃是如何工作的

▶ 食道随着食团的通过而膨胀，食团一般在6~10s内通过。

▶ 胃被分为贲门、胃体和幽门三个部分。当食物进入时，胃会有复杂的伸缩舒张活动。

▶ 胃酸会对食物进行杀菌，胃蛋白酶将蛋白质分解，食物被消化为食团，食团进而成为粥状。

## 进入食道的食团会通过蠕动运动被送到胃中。

在口腔中变软的食团，通过吞咽进入食道，经过食道的蠕动进入胃。食道是一个细的椭圆形的管道，长约25cm，当食团通过时食道会扩张。食道管壁覆盖有耐磨的复层鳞状扁平上皮，会分泌黏液使得食道内壁光滑，便于食团通过。液体可在大约1s内通过食道，固体可在6~10s内通过。

食道的末端和胃的贲门相接。贲门通常是关闭的，当食物通过食道到达贲门口时，刺激使括约肌松弛，食团被送到胃中。

## 在胃中，食团在胃液和胃蛋白水解酶的作用下被消毒并分解

胃是一个J形的袋状器官，大部分被称为胃体，与小肠相连的部分称为幽门。当食团从贲门进入胃时，整个胃会经历复杂的膨胀和收缩活动，并且胃壁会分泌出以盐酸为主要成分的强酸性胃液。胃液里还含有一种被称为胃蛋白酶的蛋白水解酶，可以部分消化食物中的蛋白质。胃壁也由蛋白质构成，但是胃壁的表面覆盖着高黏度的黏液，在这之上分泌胃酸，因此胃壁不会被强酸或消化液消化。经胃液和胃蛋白水解酶杀菌分解后的粥状物，在蠕动运动的作用下被送到幽门，并被逐渐推向十二指肠。幽门分泌碱性黏液，中和了粥状物的强酸性，并防止了十二指肠内壁被酸侵蚀。

 常见考点

**胃蛋白酶**

覆盖于胃壁的黏膜上有许多深孔，主细胞分泌胃蛋白酶原，壁细胞分泌盐酸，黏液细胞分泌黏液。胃蛋白酶是通过用盐酸分解胃蛋白酶原而产生的蛋白水解酶。

 关键词

**胃液**

每天分泌1~1.5L。酸度通常是pH为2，在空腹时pH会降至1~1.5（pH 7为中性）。比食醋的pH（2~3）要小，可以杀死进入胃中的细菌，也可使食物分解变得更容易。

小笔记

**幽门**

幽门括约肌收缩可使幽门变窄，当胃的内容物呈强酸性时，幽门括约肌反射性地关闭幽门，而当内容物呈中性或弱酸性时，幽门括约肌反射性地打开幽门，使内容物进入十二指肠。当这个动作变弱时，十二指肠就会被强酸侵蚀并引起溃疡。

# 食道和胃的构造

食道是一根约25cm的细管，通过贲门与胃相连。胃大致分为三个部分：胃底、胃体和幽门部。

## 食道

### 颈部食道（约5cm）

食道的上部。吞咽的食物通过食道入口的狭窄部分（食道入口狭窄）被带入食道。

### 胸部食道（16~18cm）

通过蠕动，吞咽的食物通过主动脉大叉狭窄并继续往下部输送。

### 腹部食道（2~3cm）

食道的下部，从食道裂口到贲门。

食道横穿隔膜的孔是食道裂孔，裂孔附近的狭窄是膈肌食道裂孔处狭窄，是食道的第三个狭窄。

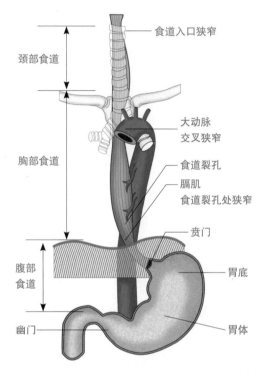

颈部食道 —— 食道入口狭窄

胸部食道 —— 大动脉交叉狭窄

—— 食道裂孔
膈肌
食道裂孔处狭窄

—— 贲门

腹部食道

幽门 —— 胃底

胃体

## 胃

### 贲门

食道和胃的交界处，可防止食物的逆流。

### 胃底（胃的上部）

贲门的后面变宽的部分。

### 胃体

胃的中央部。

### 幽门

胃的下部，幽门是胃和十二指肠的交界。

## 胃壁的构造

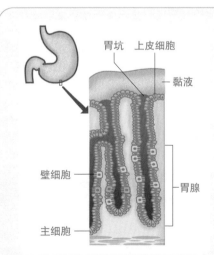

胃坑　上皮细胞

黏液

壁细胞

主细胞

胃腺

胃壁覆盖有黏膜，并有许多深孔。胃液和胃蛋白酶原会从胃壁孔中的细胞分泌出来。

| | |
|---|---|
| 胃小凹 | 胃入口附近的微小凹陷 |
| 黏膜细胞 | 存在于胃腺的表面，分泌黏液素。 |
| 胃腺 | 胃壁上形成褶皱状的深孔，上面有包含诸如主细胞之类的分泌细胞。 |
| 壁细胞 | 分泌以盐酸为主的胃液。 |
| 主细胞 | 位于胃腺底部，分泌胃蛋白酶原。 |

# 十二指肠和小肠的功能

**POINT**
► 小肠由十二指肠、空肠和回肠组成，总长为6~7m。
► 90%的消化和吸收发生在小肠中，一般持续3~5h。
► 营养物质被吸收性上皮细胞表面生长的微绒毛吸收。

## 胆汁和胰液有助于十二指肠对食物的消化

粥状的食糜，从胃的幽门一点点被送到十二指肠。十二指肠是小肠的一部分，此外还有空肠和回肠。小肠的总长度为6~7m，食糜通常会在3~5h内通过，食糜90%的消化和吸收都在小肠内发生。十二指肠的长度约为25cm，从整体上看较短，但是胆囊分泌的胆汁和胰腺分泌的胰液均从十二指肠进入肠道，所以，十二指肠在消化中有重要作用。胰液是碱性的（pH 7~8.5），可中和呈弱酸性的食糜，并促进消化酶工作。

## 营养物质从小肠内壁的微绒毛吸收

小肠的直径约为4cm，内壁有环形褶皱（有皱纹的褶皱），褶皱的表面衬有绒毛20~40个/mm$^2$。毛细血管和淋巴管可穿过绒毛，消化酶从底部的肠腺分泌。进入小肠的内容物通过蠕动在消化道中移动的同时，与各种消化酶充分混合，移动的同时消化也在进行。

每个绒毛表面的吸收性上皮细胞都生有大约600个致密的微绒毛，这些微绒毛会吸收消化的营养物。由小肠的微绒毛进行的消化称为膜消化。之后，营养物中的糖被分解为葡萄糖，蛋白质被分解的氨基酸和肽等进入毛细血管，从肝门静脉到肝脏，脂质进入淋巴管，通过颈部的静脉被运输到肝脏。

 常见考点

**空肠**

空肠和回肠的边界尚不明确，但其特征是环形褶皱比其他褶皱更规则。此外，空肠肌肉发达、蠕动活跃，食糜通过的时间很短。因此，在解剖时，空肠通常是空的。这也是名字的由来。

**回肠**

它比空肠要粗，内壁也很厚。特点是在黏膜上有一个聚集着负责免疫功能的淋巴细胞的派尔集合淋巴结。空肠约2.5m，回肠约3.5m，回肠的黏膜折叠比空肠的黏膜折叠更不规则。

 关键词

**吸收性上皮细胞**

表面生有很细的微绒毛，这些微绒毛吸收营养。吸收性上皮细胞也因此被称为营养吸收细胞。它在绒毛的根部一个接一个地诞生，并取代旧的细胞，它的生命周期大约只有一天。

# 小肠和黏膜的构造

　　小肠大致分为三部分，从最靠近胃的部位开始依次为十二指肠、空肠和回肠。成人的小肠总长度为6～7 m，食糜的90%在通过小肠时被消化吸收。

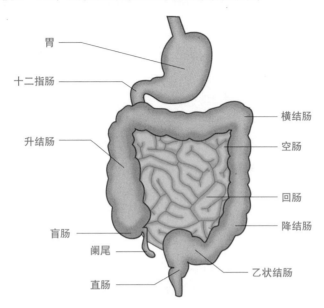

胃
十二指肠
升结肠
盲肠
阑尾
直肠
横结肠
空肠
回肠
降结肠
乙状结肠

---

## 轮状断面

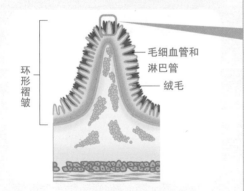

环形褶皱
毛细血管和淋巴管
绒毛

环形褶皱　　环形的褶皱在空肠中尤其常见。

绒毛　　环形褶皱的表面覆盖着约1mm长的绒毛。

毛细管绒毛　　富含毛细管，可以吸收营养。

## 绒毛的断面

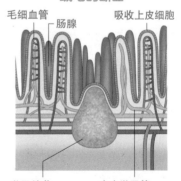

毛细血管　　肠腺　　吸收上皮细胞

淋巴结节
淋巴细胞的集合
负责肠道免疫

肠腺
分泌肠液

毛细血管
将营养物质输送到门静脉

中央淋巴管
运输脂肪

吸收性上皮细胞
排列在绒毛的表面，并从尖端生长的细绒毛吸收养分

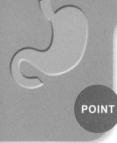

# 大肠的结构和功能

**POINT**
► 经小肠消化后的消化产物的水分在大肠被吸收，变成粪便。
► 消化产物通过蠕动运动，从结肠的升结肠被转移到乙状结肠形成粪便。
► 肠道细菌可以把纤维素分解为维生素B和维生素K。

## 大肠是由盲肠，结肠和直肠组成的

大肠是小肠之后的消化道。长1.6～2米，分为盲肠、结肠和直肠。

在小肠中被吸收了营养的消化产物通过右下腹部的回盲瓣被送至盲肠中。回盲瓣可防止消化产物回流到小肠。在回盲瓣下方有一个约6cm长的囊状部分是盲肠，这一部分并不参与消化。盲肠底部的5～6cm是阑尾，这是盲肠的退化部分。

大肠的内侧壁有半月襞，而不是像小肠壁一样的绒毛。半月襞的主要作用是吸收水分并使排便通畅。承担这个任务的是结肠，分为升结肠、横结肠、降结肠、乙状结肠（S状结肠）。

## 粪便在结肠中形成，直至排便前都会留在直肠中

消化物通过蠕动从升结肠逐渐被推送到乙状结肠。在这段时间里，水分被吸收，纤维被肠内的细菌分解，当它通过降结肠时逐渐会变成半固态的粪便。到达乙状结肠的粪便在这里停留一段时间，逐渐送至直肠。直肠长约15cm，用于存储粪便直至排便。当存储量超过一定水平时，就会引起排便反射。

肠内细菌除可分解纤维外，还可以产生维生素B和维生素K。肠内细菌的数量众多，其种类和数量会随着年龄、饮食和身体状况而发生变化。

**关键词**

**盲肠**

盲肠在人类和食肉动物体内由于不被使用而变小了，但由于它能分解膳食纤维，因此在草食动物体内高度发达。

**阑尾炎**

黏膜下存在许多淋巴组织，关于这些淋巴组织是如何参与人体防御的还在研究当中。阑尾炎是一种因为炎症引起的疾病，常伴有严重的腹痛。

**小笔记**

**肠内细菌**

肠道中大约有100种细菌，从数量来说差不多有100兆个。它们有像双歧杆菌一样的有益于人类的细菌，也有像魏氏梭菌一样对人体有害的细菌，还有当身体衰弱时起坏作用的机会性致病菌，大肠杆菌就是这种细菌。据说粪便的一半以上是肠道细菌。

**胎儿拥有和母亲的一样的肠道细菌。**

肠道细菌的组成因饮食习惯和年龄而异。分解海藻成分的拟杆菌是日本人肠道中特有的细菌，此事实证明细菌会因饮食习惯而不同。另外，肠道细菌会由母亲传给孩子。

# 大肠的构造

　　大肠是小肠后1.6～2m的消化道，从最靠近小肠的一侧算起被称为盲肠、结肠和直肠。结肠分为升结肠、横结肠、降结肠和乙状结肠。在人体中，阑尾被退化附着在盲肠上。

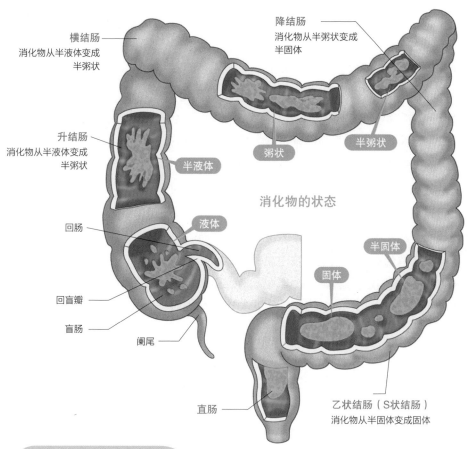

横结肠
消化物从半液体变成
半粥状

降结肠
消化物从半粥状变成
半固体

升结肠
消化物从半液体变成
半粥状

半液体

粥状

半粥状

消化物的状态

回肠

液体

半固体

回盲瓣

固体

盲肠

阑尾

乙状结肠（S状结肠）
消化物从半固体变成固体

直肠

## Athletics Column

### 肠道环境与运动的关系

　　为了提高运动成绩，基本的体能和比赛所必需的肌肉力量都是很重要的。要达到这个目的，均衡饮食是必不可少的，为了使摄入的营养物可以更好地被人体吸收利用，调整肠的功能很重要。研究表明，当肠道经过调整，有益细菌的数量增加时，蛋白质的利用率也会提高。为改善肠道环境，可以多食用发酵食品，如酸乳、纳豆和味噌，以及富含膳食纤维的食品（参见第173页），要有充足的睡眠，避免饮酒过多。确保空腹时间要在8小时以上。

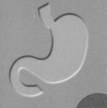

# 肝脏的结构和功能

**POINT**
► 门静脉主要携带营养物质，肝动脉则将氧气带入肝脏以支持新陈代谢。
► 除了参与营养物质的代谢外，肝脏还有解毒和合成许多活性物质的作用。

## 肝脏是隔膜下方最大的人体器官

肝脏是人体最大的器官，重1~1.5kg。尽管它不是食物通过的通道，但由于它与营养物质的代谢密切相关，因此也被归为消化系统。

肝脏位于隔膜下方，表面的镰状韧带把肝脏分为右叶和左叶。肝脏中发生了许多化学反应，负责输送化学反应材料的血管有两个，即肝门静脉和肝动脉。从肝门静脉把营养消化道（主要是小肠）中吸收的营养素输送到肝脏，而肝动脉则给肝脏提供氧，这些血管不断有分支，从肝小叶中的血窦的毛细血管中通过。肝小叶由大约500000个肝细胞组成，各种毛细管在它们之间通过。通过血窦的血液通过中央静脉在下腔动脉汇集并返回心脏。

## 肝小叶的血窦是新陈代谢的主舞台

当血液通过血窦时，会发生各种化学反应，除了三种主要营养素的代谢之外，血窦还有储存维生素和铁的作用。糖的代谢，如果血液中的葡萄糖（单糖）过多，就会合成糖原（多糖）和中性脂肪（甘油三酯）并将其储存起来，如果单糖不足，糖原会分解为葡萄糖并释放到血液中。有毒物质和酒精成分被分解后，可返回至血液中并经肾脏排出体外。肝脏还会产生支持全身代谢的白蛋白和血液凝集所必需的纤维蛋白原。

 **常见考点**

**肝门静脉**

将消化道吸收的营养物质输送到肝脏的静脉中。每分钟约有1L的血液提供给肝脏，其中约有80%来自肝门静脉。

**肝小叶**

大小为1~2mm²。其中约有500000个肝细胞，细胞之间贯穿着许多毛细血管。

 **关键词**

**三大营养素的代谢**

葡萄糖的糖原合成，蛋白质和脂质的合成。

 **小笔记**

**肝脏的再生能力**

肝脏是重要的人体器官，肝脏也具有很强的再生能力，即使通过外科手术将其切除将近70%，也可以恢复。

## 肝脏的构造

肝脏是人体最大的器官，重1~1.5kg。它大致分为左、右叶，具有营养素的代谢、储存和排毒等功能。

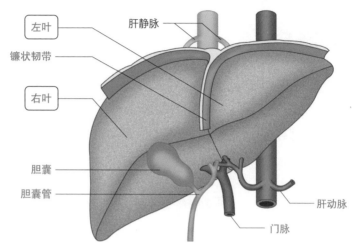

左叶
肝静脉
镰状韧带
右叶
胆囊
胆囊管
肝动脉
门脉

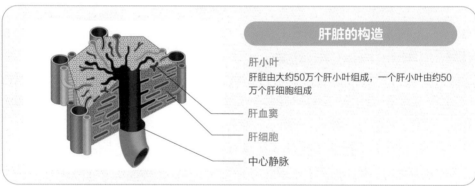

### 肝脏的构造

**肝小叶**
肝脏由大约50万个肝小叶组成，一个肝小叶由约50万个肝细胞组成

肝血窦
肝细胞
中心静脉

## 肝脏的主要功能

| 营养素的代谢 | 三大营养素（糖、蛋白质、脂肪）的合成和分解 |
| --- | --- |
| 贮藏 | 储存维生素A，维生素D，维生素$B_2$和铁，并在必要的时候释放 |
| 解毒作用 | 氨，酒精，药物等解毒。 |
| 血液凝固因子的生成 | 纤维蛋白质、凝血酶原等凝血因子的合成 |
| 血液量的调节 | 储藏血液，并在必要的时候放出 |
| 生成胆汁 | 合成胆固醇以制造胆汁 |

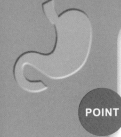

# 胆囊结构与功能

► 胆囊储存肝脏产生的胆汁，并在需要时将其释放到十二指肠。
► 胆汁在胆囊中被浓缩至1/12~1/6，颜色从黄色变成黑色。
► 在十二指肠中，将脂肪分解得更易于人体吸收。

## 胆囊在肝脏下方，长7~10cm

胆囊位于肝右叶下方，形状像茄子，长7~10cm。像肝脏一样，它不是消化道，但会根据需要将胆汁释放到十二指肠中，胆汁在营养物质的消化和吸收过程中起重要作用。

胆汁中含有胆汁酸，胆汁酸乳化进入十二指肠的粥状消化物中的脂肪，并有助于脂解酶（例如，从胰腺分泌的脂肪酶）发挥作用。它也可以将甘油三酯（中性脂肪）分解产生的脂肪酸转化为易于在肠道中吸收的形式。

## 进食后约1h胆汁进入十二指肠

胆汁在肝脏中产生，并通过肝总管和胆囊管被输送至胆囊。刚生成的胆汁含水量为90%，呈黄色，在胆囊中胆汁浓缩至1/12~1/6，变成黑色。进食后约1h，脂肪含量高的消化物开始进入十二指肠。十二指肠开始分泌胆囊收缩素，这是一种消化管激素。受到这个激素的刺激，胆囊收缩排出胆汁并通过胆总管释放到十二指肠中。胰腺分泌的胰液也汇入胆总管。胆汁和胰液都是碱性的，可以中和经过胃消化后输送到十二指肠的呈酸性的消化物。

胆汁中所含胆汁酸的98%~99%被回肠重新吸收后返回到肝脏。作为胆汁的材料被重新利用，这称为肠肝循环。

## 胆囊的构造

胆囊位于肝脏的下面，长7～10cm，形状像茄子的一个器官。对于营养物的吸收，胆汁的形成非常重要。

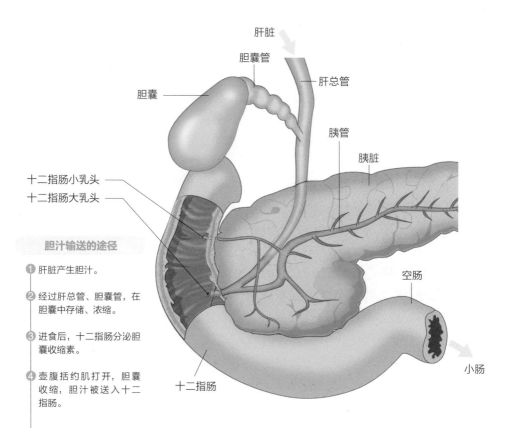

肝脏

胆囊管

肝总管

胆囊

胰管

胰脏

十二指肠小乳头

十二指肠大乳头

空肠

**胆汁输送的途径**

① 肝脏产生胆汁。

② 经过肝总管、胆囊管，在胆囊中存储、浓缩。

③ 进食后，十二指肠分泌胆囊收缩素。

④ 壶腹括约肌打开，胆囊收缩，胆汁被送入十二指肠。

十二指肠

小肠

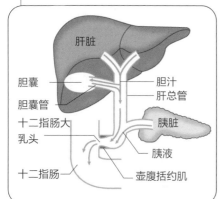

肝脏

胆囊

胆囊管

十二指肠大乳头

十二指肠

胆汁

肝总管

胰脏

胰液

壶腹括约肌

### 胆汁是如何分解脂肪的?

胆汁中所含的胆汁酸具有降低水的表面张力的表面活性作用。消化物中所含的脂肪粒被输送到十二指肠并被胆汁酸乳化（使其易受外界影响）时，它会变成称为胶束的颗粒。胶束状态的脂肪极不稳定，脂肪分解酶很容易对其起作用。

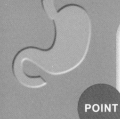

# 胰腺的构造和功能

▶ 胰腺具有分泌胰液和激素的功能。
▶ 胰液中的酶会分解三种主要营养素，有助于食物在十二指肠的消化。
▶ 胰液会中和消化物，使消化酶更容易工作。

## 胰液是最重要的消化液

胰脏位于胃的后部，是长为10～15cm的细长型的脏器。胰脏位于身体右侧，和十二指肠相接的部分称为头部，中间的部分被称为体部，最细的和脾脏相连接的部位被称为尾部。

胰脏有外分泌和内分泌功能，对于消化起到很大作用的是可分泌出胰液的外分泌。胰液里含有可以分解包括糖、脂肪、蛋白质在内三大营养素的分解酶，被认为是最重要的消化液。胰液被收集在导管中并被送至主胰管中，主胰管穿过胰腺中心，将胰液从十二指肠大乳头送入十二指肠。胰液中含有大量的碱性碳酸氢根离子，中和了从胃中分泌的酸性物质，并创造了一个使消化酶可以轻松发挥作用的环境。

胰液是由构成胰脏90%的腺泡中的腺泡细胞分泌的。胰液被收集在导管中并被送至通过胰腺中心的主胰管，并从十二指肠的大乳头流入十二指肠。胰腺液含有大量的碱性碳酸氢根离子，可中和从胃中分泌的酸性物质，创造一个可以使自身分泌的消化酶轻松发挥作用的环境。

## 胰岛素分泌不足可引起糖尿病

腺泡中的小细胞组成的像小岛一样的组织，我们称之为胰岛。这些小细胞被叫作$\alpha$-细胞和$\beta$-细胞，$\alpha$-细胞分泌胰高血糖素，$\beta$-细胞分泌胰岛素激素。这种两种激素的作用是相反的：胰高血糖素可升高血糖水平，胰岛素可将血液中的葡萄糖（葡萄糖）吸收到细胞中，并利用其作为能量来降低血糖水平。当这达到平衡时，我们就是健康的，但是如果胰岛素不足不能把葡萄糖转化成能量时，血糖水平就会升高，这个状态如果持续下去，就会引起糖尿病。

### 常见考点

胰液

含有多种消化酶，一天大概会分泌1500mL左右。和胆汁分泌一样，都是在十二指肠所分泌的胆囊收缩素（参见第59页）和副交感神经的作用下分泌的。

### 关键词

胰岛素

胰岛素是胰岛中的$\beta$细胞分泌的一种激素。维持生命引起血糖上升的激素有很多，让血糖值下降的激素只有胰岛素这一种。

### 小笔记

内分泌功能和外分泌功能

外分泌功能是指腺泡细胞分泌的胰液在十二指肠发挥作用，内分泌功能是指胰岛中分泌的激素流入血液，在全身发挥作用。

## 胰脏的构造

　　胰脏是位于胃后部的长10~15cm的细长型脏器。它既是分泌胰液的外分泌器官，又是可以分泌调节血糖值激素的内分泌器官。

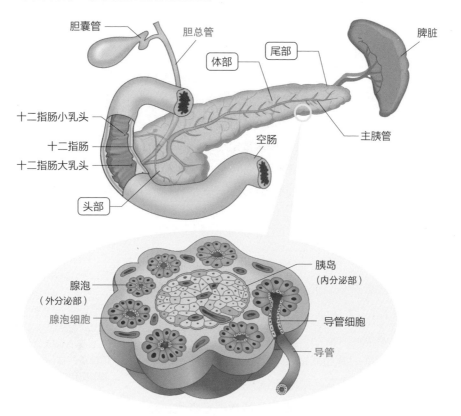

## 胰腺液中所含的主要消化酶

| 被分解的营养素 | 消化酶 | 作用 |
|---|---|---|
| 糖 | 淀粉酶 | 将淀粉分解为麦芽糖 |
| 蛋白质 | 胰蛋白酶 | 将蛋白质和肽分解为较小的多肽和氨基酸 |
| | 胰凝乳蛋白酶 | |
| | 弹性蛋白酶 | |
| | 羧肽酶 | |
| 脂肪 | 脂肪酶 | 胆汁把乳化的脂肪分解为脂肪酸和甘油 |
| | 胆固醇酯水合酶 | 胆固醇酯分解成胆固醇和脂肪酸 |

# 糖的消化吸收

POINT

▶ 饮食中摄入最多的糖是多糖类的淀粉。
▶ 淀粉被分解成单糖葡萄糖（右旋糖）后被小肠吸收。

## 人体摄取最多的糖是多糖类的淀粉

根据分子的组成，糖大致分为单糖、二糖和多糖三种类型（参见第92页）。只有单糖能被人体吸收，二糖和多糖被消化并分解为单糖。我们从饮食中摄入最多的糖是淀粉，它存在于谷物、面包和马铃薯中。由于淀粉属于多糖类物质，因此需要将其分解为单糖。

## 淀粉（多糖）的消化吸收

食物中的淀粉进入口腔后，其中一部分会被唾液中的α-淀粉酶分解为麦芽糖。将食物从胃中转移到十二指肠时，剩余的淀粉会通过胰液中的α-淀粉酶被分解为麦芽糖和糊精。最终，在小肠的吸收性上皮细胞的微绒毛分泌的麦芽糖酶等消化酶的作用下分解为单糖。

分解的葡萄糖被吸收性上皮细胞的微绒毛吸收，并通过毛细血管被运输到肝脏。通过小肠的微绒毛进行的消化被称为膜消化。

## 蔗糖和乳糖（二糖）的消化吸收

在除淀粉以外的糖中，从食物中摄取量最多的糖是蔗糖和乳糖，蔗糖是砂糖的主要成分，而牛乳中所含的乳糖（牛乳糖）通常是从食物中获取的。二者都是二糖，进入口腔后，它们会被小肠吸收性上皮细胞的微绒毛分泌的酶分解成单糖并被吸收。

 常见考点

**淀粉酶**

淀粉酶是由唾液和胰腺分泌的一种消化酶，可分解多糖，例如淀粉和肝糖。

 关键词

**麦芽糖酶**

麦芽糖酶是从小肠吸收性上皮细胞微绒毛中分泌的一种酶，可将麦芽糖等二糖分解为单糖葡萄糖。

**蔗糖**

蔗糖通过小肠中吸收的上皮细胞的消化酶——蔗糖酶的作用可被分解成葡萄糖和果糖。

**乳糖**

小肠的吸收性上皮细胞中的消化酶乳糖酶可将乳糖分解为葡萄糖和半乳糖。

# 主要糖类的消化吸收

　　糖在小肠的吸收性上皮细胞的细胞膜上被消化酶裂解变成单糖，单糖被吸收性上皮细胞吸收，并通过毛细血管被运输到肝脏。

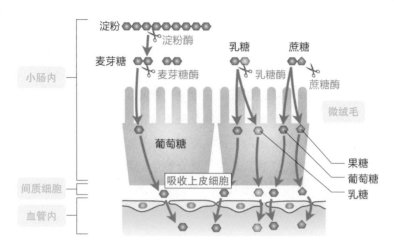

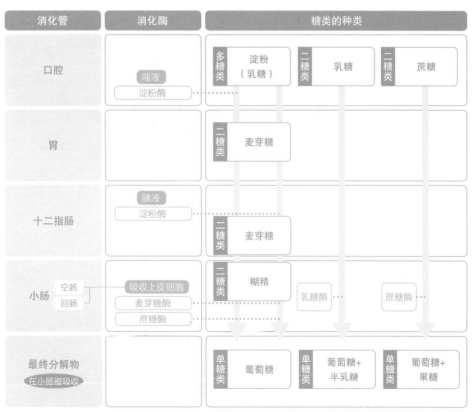

| 消化管 | | 消化酶 | 糖类的种类 | | | | | |
|---|---|---|---|---|---|---|---|---|
| 口腔 | | 唾液<br>淀粉酶 | 多糖类 淀粉<br>（乳糖） | | 二糖类 乳糖 | | 二糖类 蔗糖 | |
| 胃 | | | 二糖类 麦芽糖 | | | | | |
| 十二指肠 | | 胰液<br>淀粉酶 | 二糖类 麦芽糖 | | | | | |
| 小肠 | 空肠<br>回肠 | 吸收上皮细胞<br>麦芽糖酶<br>蔗糖酶 | 二糖类 糊精 | | 乳糖酶 | | 蔗糖酶 | |
| 最终分解物<br>在小肠被吸收 | | | 单糖类 葡萄糖 | | 单糖类 葡萄糖+<br>半乳糖 | | 单糖类 葡萄糖+<br>果糖 | |

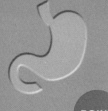

# 蛋白质的消化吸收

**POINT**
► 蛋白质通过消化和吸收，被分解为氨基酸，然后重新合成为人体所需的蛋白质。
► 消化主要在胃和小肠中进行，并通过小肠的吸收性上皮细胞被吸收。

## 氨基酸的分解和重新合成

蛋白质是由大约20种氨基酸组成的化合物（参见第89页）。其中有9种是必需氨基酸，这些氨基酸不能由人体合成，必须从食物中摄取。蛋白质的良好来源是鱼、肉、蛋、乳制品、大豆和大豆制品。为了将食物中的蛋白质吸收到体内并重新合成为人体所需的蛋白质，必须将其消化并分解为氨基酸。

## 蛋白质在胃和小肠中分解

当蛋白质通过口腔进入消化道时，它会被以盐酸为主要成分的胃液和胃液中所含的胃蛋白酶分解为某种多肽。之后，在十二指肠，会在胰蛋白酶和胰凝乳蛋白酶等消化酶的作用下被进一步分解为寡肽。

## 膜消化后在小肠被吸收

在小肠的吸收性上皮细胞的微绒毛中，在氨肽酶等的消化酶的作用下，被分解为最小单位的氨基酸或由两个氨基酸链接成的二肽（膜消化），通过吸收性上皮细胞的微绒毛中被吸收。微绒毛细胞中二肽被进一步分解为最小的氨基酸单位，并通过血管输送到肝脏。氨基酸可从肝脏被输送到全身的每个组织，并成为人体所需蛋白质的原料。

**常见考点**

**胃蛋白酶**

胃液中含有的消化酶的前体即胃蛋白酶原，被胃液中的胃酸活化后转化成的一种酶。

**多肽**

由数十个以上氨基酸结合成的化合物。由两个至数十个氨基酸结合而成的被称为寡肽，由两个氨基酸结合而成的被称为二肽。蛋白质是由100多个氨基酸组成的。

# 蛋白质的消化吸收

蛋白质在小肠吸收性上皮细胞的微绒毛中被分解成最小的氨基酸单位，然后通过血管被输送到肝脏。2~3个氨基酸结合而成的肽也可被吸收。

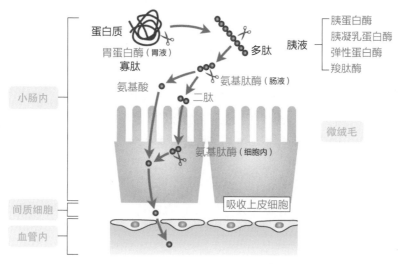

| 消化管 | 消化酶 | 蛋白质的分解过程 |
|---|---|---|
| 胃 | **胃液**<br>胃蛋白酶 | ⚬⚬⚬⚬⚬⚬⚬✂⚬⚬⚬⚬⚬⚬ 蛋白质 |
| 小肠<br>十二指肠<br>回肠<br>空肠 | **胰液**<br>胰蛋白酶<br>氨基肽酶<br>弹性蛋白酶<br>基莫曲霉素 | ⚬⚬⚬⚬⚬✂⚬⚬⚬ 多肽 |
| | **肠液**<br>三肽酶<br>羧肽酶 | ⚬⚬⚬⚬✂⚬ 寡肽<br>⚬⚬ 二肽　⚬ 氨基酸 |
| 最终分解物<br>在小肠被吸收 | | 氨基酸　　氨基酸 |

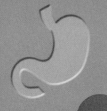

# 脂质的消化吸收

**POINT**
► 长链甘油三酯被亲水性颗粒吸收并被消化。
► 中链甘油三酯分解为甘油和脂肪酸，在小肠吸收并迅速成为能量源。

## 中性脂肪的类型不同，消化吸收的方式也不同

饮食中的大多数脂质是甘油三酯（中性脂肪）。其中最常见的是长链甘油三酯，具有11个或更多的碳键。消化和吸收的过程不同于中链的甘油三酯，后者含有5~8个碳。

长链甘油三酯不溶于水，因此无法被消化。当它进入十二指肠时，被胆汁酸乳化后变得易于分解，然后被胰液中所含的脂肪酶分解为甘油一酯和长链脂肪酸。另外，它可被胆汁酸吸收到水溶性胶束中，被小肠的吸收上皮细胞吸收。

吸收的甘油一酯和长链脂肪酸在细胞中被重新合成为甘油三酯，但是甘油三酯不能被输送到全身。因此，它需要与亲水性蛋白质结合形成称为乳糜颗粒的脂蛋白颗粒，胆固醇和脂溶性维生素也会被吸收进这种颗粒中。乳糜颗粒通过淋巴管进入血液，才能被输送到全身各处。

另一方面，中链甘油三酯被胆汁酸乳化后被脂肪酶分解为甘油和中链脂肪酸。再被小肠吸收性上皮细胞中吸收，随后输送至肝脏。因为它比长链脂肪酸更容易被转化成能量，所以不太可能转变成人体脂肪。

### 常见考点

**胶束**

胶束具有既可溶于水的亲水特性，又有可排斥水的疏水特性，是不溶于水的脂质用薄膜包裹起来的粒子。

**乳糜微粒**

乳糜微粒有一层由蛋白质和磷脂制成的膜，可以吸收不溶于水的脂质（如甘油三酯和胆固醇）。乳糜微粒是一种脂蛋白，利用它可以把不可溶的脂质输送到身体各处。

### 关键词

**长链脂肪酸**

分子中具有11个或更多碳的脂肪酸。橄榄油的主要成分油酸、大豆油和玉米油的亚油酸、鱼油的主要成分二十碳五烯酸都是长链脂肪酸。

**中链脂肪酸**

分子中具有8~10个碳的脂肪酸，包含在椰子油、棕榈油、牛乳等中。中链脂肪酸可被迅速消化和吸收，可以迅速转化成能量，因此很难以脂肪的形式储存在体内。

# 脂质的消化吸收

尽管长链甘油三酯不溶于水，但它会被胆汁酸制成微胶粒，被小肠吸收性上皮细胞吸收，然后形成乳糜微粒，并通过淋巴管被输送到全身。

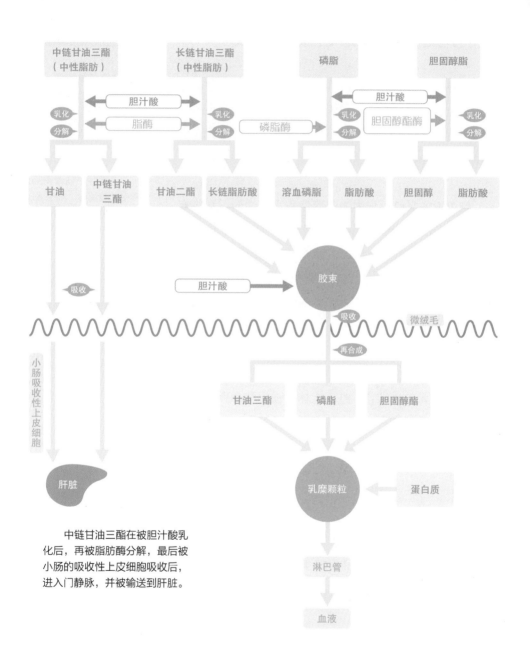

中链甘油三酯在被胆汁酸乳化后，再被脂肪酶分解，最后被小肠的吸收性上皮细胞吸收后，进入门静脉，并被输送到肝脏。

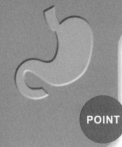

# 维生素和矿物质的消化吸收

**POINT**
▶ 大多数维生素和矿物质不经过消化直接被小肠吸收。
▶ 脂溶性维生素被水溶性胶束吸收后被吸收。
▶ 吸收率取决于营养状况和一起食用的食物。

## 不用消化直接被吸收的维生素和矿物质

三种主要营养素（蛋白质、糖和脂质）在通过消化道时被分解成氨基酸、葡萄糖和脂肪酸，然后被小肠吸收。但是，维生素和矿物质不会被分解，它们中的大多数会被小肠吸收，然后经淋巴管和血液被输送到各个组织中。

维生素的吸收过程因为脂溶性和水溶性的差别略有不同。由于脂溶性维生素难溶于水且不易被吸收，因此它们被胆汁酸吸收到水溶性胶束中后被小肠的吸收上皮细胞吸收。之后被亲水性乳糜微粒吸收（参见第66页），通过淋巴管被输送到肝脏，然后根据需要被相应地输送到整个身体。

大多数水溶性维生素与称为转运蛋白的蛋白质结合在一起，在小肠中被吸收，并通过血管被输送到肝脏。维生素$B_{12}$与蛋白质结合，进入人体，被胃酸和胃蛋白酶分离出蛋白质，然后与胃中的内部因子结合，最后被小肠的吸收上皮细胞吸收。

## 同时摄取的东西需要注意

当人体内缺乏维生素和矿物质时，吸收率会变高。此外，吸收率也和同时摄取的食物的类型有关，了解什么食物会促进、什么食物会抑制维生素和矿物质的吸收是很重要的。

 **关键词**

**载体蛋白**

使水溶性物质（例如水溶性维生素和氨基酸）的分子可以穿过由磷脂组成的细胞膜的载体。

**内部因子**

内部因子是胃壁细胞产生的糖蛋白。维生素$B_{12}$在小肠被吸收时的必需物质，也被称为胃因子。

## 维生素的吸收过程

脂溶性维生素被胆汁酸乳化，与胶束结合，最后被小肠吸收。然后，它与乳糜微粒结合，并通过淋巴管从肝脏输送到身体的各个组织。

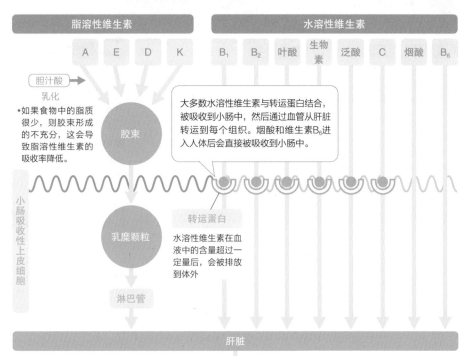

| | 脂溶性维生素 | | | | 水溶性维生素 | | | | | | | |

脂溶性维生素：A E D K
水溶性维生素：$B_1$ $B_2$ 叶酸 生物素 泛酸 C 烟酸 $B_6$

胆汁酸 → 乳化

*如果食物中的脂质很少，则胶束形成的不充分，这会导致脂溶性维生素的吸收率降低。

胶束

大多数水溶性维生素与转运蛋白结合，被吸收到小肠中，然后通过血管从肝脏转运到每个组织。烟酸和维生素$B_6$进入人体后会直接被吸收到小肠中。

小肠吸收性上皮细胞

乳糜颗粒

转运蛋白

水溶性维生素在血液中的含量超过一定量后，会被排放到体外

淋巴管

肝脏

各组织

【维生素$B_{12}$的吸收过程】

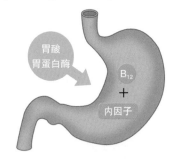

胃酸 胃蛋白酶

$B_{12}$ + 内因子

被小肠吸收性上皮细胞吸收

维生素$B_{12}$以蛋白质结合状态被摄入，在胃酸和胃蛋白酶的作用下和蛋白质分离，然后与胃黏膜分泌的内因子结合后，被小肠吸收。

【对主要矿物质的吸收起到促进和阻碍的因素】

| 矿物质 | 促进吸收 | 阻碍吸收 |
|---|---|---|
| 钙（Ca） | 维生素D，乳糖，钙：磷＝（1:1）~（1:2） | 草酸、植酸 |
| 镁（Mg） | 适度的运动，钙：镁＝（2:1）~（3:1） | 大量的酒精 |
| 铁（Fe） | 维生素C、蛋白质、苹果酸、柠檬酸 | 单宁、草酸、植酸、植物纤维 |
| 锌（Zn） | 动物性蛋白质、维生素C、柠檬酸 | 单宁、植酸、植物纤维、钙的过量摄取 |

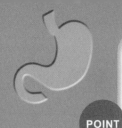

# 排便的原理

POINT
▶ 当通过肠道蠕动输送到直肠的粪便达到一定的量时便会触发排便反射。
▶ 食物进入胃时，胃/结肠反射也会触发排便反射。
▶ 人体可以自行决定是否排便，经常憋便可能会导致便秘。

## 粪便堆积在直肠时会引发排便反射

经口进入的食物通过总长度为9~10m消化道期间被消化吸收。在大肠中，粪便中70%~80%的水被吸收后，肠通过蠕动逐渐将粪便送至直肠。直肠长约5cm，位于乙状结肠和肛门之间。

当粪便聚集在直肠中时，直肠壁会被拉伸，刺激引起排便反射，产生便意。排便反射是在不知不觉中发生的（非自愿运动），但是否去厕所排便，是可以由自己的意志控制的（随意运动）。

排便反射，当食物进入胃时引起的胃/结肠反射也会引发排便反射。当胃/结肠反射产生时，降结肠和乙状结肠进行蠕动，粪便会立即被输送到直肠。早餐后有便意就是这个原因。

## 排便时由外肛门括约肌控制的

肛门的开合状态受肛门内括约肌（不随意肌）和肛门外括约肌（随意肌）的控制。在有排便反射的同时，肛门内括约肌可使肛门松弛，做好排便的准备。排便时，肛门外括约肌松弛，即可排便。如果由于某种原因无法排便，肛门外括约肌就会紧闭，人就不会排便。但是，需要引起注意的是，憋住排便会引起便秘。

常见考点

排便反射

当直肠壁被充满的粪便拉伸时，排便反射会从副交感神经的脊髓传输到大脑。神经传导可使直肠周围发生肠蠕动，肛门内括约肌松弛。

关键词

胃/结肠反射

当食物进入胃时，大肠的降结肠和乙状结肠发生蠕动，将粪便逐渐送至直肠。短时间内如果大量粪便被输送到直肠，直肠猛然受到刺激，也常会发生排便反射。

小笔记

肛门

直肠与肛门通过长度约4cm的肛门管连接。肛管的内壁上的静脉丛中的血流被阻塞时，就会因充血引发痔疮。

## 直肠的位置

它位于大肠的乙状结肠和肛门之间，并沿着骶骨弯曲。长度约为15cm。排便时，肠壁被拉长。

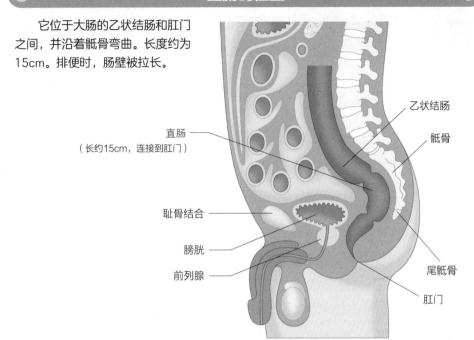

直肠
（长约15cm，连接到肛门）

乙状结肠

骶骨

耻骨结合

膀胱

前列腺

尾骶骨

肛门

## 直肠的构造

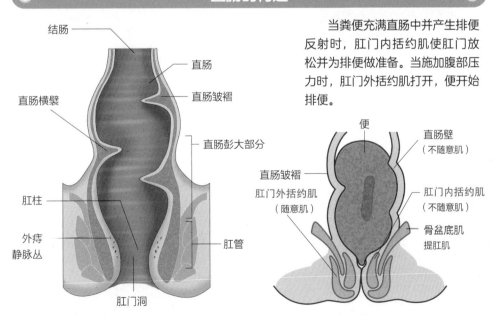

结肠

直肠

直肠皱褶

直肠横襞

直肠彭大部分

肛柱

外痔
静脉丛

肛管

肛门洞

当粪便充满直肠中并产生排便反射时，肛门内括约肌使肛门放松并为排便做准备。当施加腹部压力时，肛门外括约肌打开，便开始排便。

便

直肠壁
（不随意肌）

直肠皱褶

肛门外括约肌
（随意肌）

肛门内括约肌
（不随意肌）

骨盆底肌
提肛肌

71

## 增加有益细菌的两个要素

　　肠道中大约有100万亿个细菌？这些细菌形成了微生物生态系统，被称为肠道菌群。肠道细菌大致被分为两类，一类是有益于身体的有益细菌，例如双歧杆菌，另外一类就是对身体不好的细菌，例如引起食物中毒的细菌。

　　有益细菌可将膳食纤维分解成单糖，从而产生短链脂肪酸，氢和甲烷。这个过程称为发酵，发酵产生的短链脂肪酸被人体吸收并作为能量来源。而且，短链脂肪酸具有增强大肠蠕动并且有促进水、钙和镁吸收的作用。

　　有益细菌还有合成维生素B群、维生素K和必需氨基酸的作用。肠道中有益菌数量的增加对维持健康是必不可少的。

　　增加有益菌数量的关键之一是多进食含双歧杆菌等乳酸菌的食物。含有益细菌的食物被称为益生菌，近年来已开发出了多种抗胃酸的有益细菌，例如，LG 21乳酸菌。益生菌不仅能引起肠道健康，而且还能提高人体免疫力，减轻过敏反应并降低发生癌变的风险，因此受到关注。增加好细菌的另一个关键是多摄取膳食纤维、低聚糖和糖醇等不易被消化的食物。不易被消化的食品成分被称为益生元，也就是肠道细菌的"食物"，有助于有益细菌的增殖。

# 第 3 章

# 水、体液、血液的作用

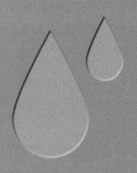

水的作用
排尿的原理
体液的机制和平衡
pH 调节
血液的成分和功能

# 水的作用

POINT

► 成年男性体内液体（体液）的数量约为体重的60%，成年女性体内液体的数量约占体重的55%。
► 摄入的水量和排出的水量几乎相同。
► 水分对于输送养分和氧，维持渗透压和调节体温是必不可少的。

## 体内液体因为性别，年龄和体型而有所不同。

体内的液体是体液，其比例随性别、年龄和体型而变化。成年男子通常比妇女的体液多，约占60%，成年女性的体液约占体重的55%。另一方面，胖人比瘦人体液少。另外，新陈代谢越活跃，体液的含量就越高，因此新生儿的体液约为体重的80%，婴幼儿约为70%，老年人约为50%。这是因为随着年龄的增长细胞数量减少了，导致了细胞外液没有随着年龄的增长而变化，细胞内液随着年龄的增长减少了约10%。

## 每天需要的水量是2～3L

每天所需的水量为2～3L，如果身体健康，摄入的水量和从体内排出的水量几乎相等。汗、尿、粪便和呼吸会把体内不再需要的水排出体外。

水对我们来说是必不可少的，它在体内具有多种作用，其中之一是携带营养和氧。营养物质和氧气溶解在主要成分是水的血液和淋巴液中被带走，不再被需要的废物经肾脏过滤后，随尿液排出体外。另外，溶解在体液中的电解质（离子），还可以保持细胞内外的渗透压和pH恒定。

水对于调节体温也很重要。由于人体中含有大量的水，因此不易受到外界温度的影响，当外界环境变热时人体会通过排汗以保持体温恒定。

**常见考点**

**体液**

体内液体的总称。有细胞内液、组织液、血液、淋巴液等。

**关键词**

**电解质（离子）**

钠、钾和镁等矿物质溶解在体液中，分为正离子（＋）或负离子（－）。在体内，电解质可调节细胞的渗透压，对于肌肉的收缩和神经传递是必不可少的。

**体温调节**

由于水变成水蒸气时需要吸收大量的热量（汽化热），因此皮肤表面的水分蒸发时会带走大量的热量。在高温时，人体排汗，实际上就是通过带走热量来调节体温的。

## 体内液体和固体成分的组成（成年男性）

右图的数值是，两种成分占体重的比例。大约60%是水分，这其中三分之二是细胞内液。三分之一是细胞外液。细胞外液中，四分之一是血浆，剩下的是组织液和其他物质。

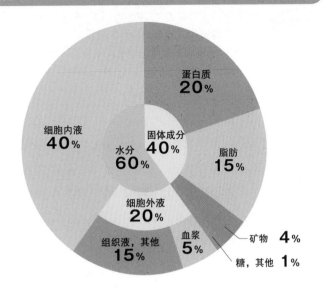

- 蛋白质 **20%**
- 脂肪 **15%**
- 细胞内液 **40%**
- 固体成分 **40%**
- 水分 **60%**
- 细胞外液 **20%**
- 组织液，其他 **15%**
- 血浆 **5%**
- 矿物 **4%**
- 糖，其他 **1%**

## 一天内水的摄取和排出（成人安静时）

健康人，一天内摄取的水量和排出体外的水量差不多

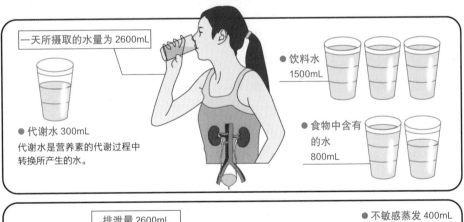

- 一天所摄取的水量为 2600mL
- 代谢水 300mL
  代谢水是营养素的代谢过程中转换所产生的水。
- 饮料水 1500mL
- 食物中含有的水 800mL

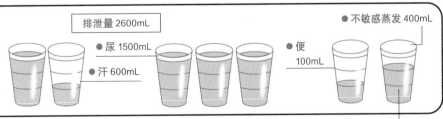

- 排泄量 2600mL
- 尿 1500mL
- 汗 600mL
- 便 100mL
- 不敏感蒸发 400mL

不敏感蒸发是指呼出气中所含的水以及从皮肤蒸发的水。

75

# 排尿的原理

▶ 为了排出体内产生的废物，每天最少应排出尿量为400~500mL。
▶ 一个肾脏中大约有100万个肾元，这是产生尿液的基本单位。
▶ 原尿的99%会被肾小球重吸收到血管中。

## 体内的废物会随着尿液排出

每天摄入的水中约有60%从尿液中排出，这在清除体内废物方面起着重要作用。尿液的量可根据摄取水量和出汗量的不同而有所不同，但是，排出废物所需要的最低量被称为不可避免尿液，最少需要400~500mL。

肾脏可以过滤血液中的废物。

尿液是通过在肾脏中过滤血液而产生的。肾脏中产生尿液的组织的基本单位是肾元，一个肾脏中大约有100万个肾元。肾元由肾皮质中的肾小体和肾小管组成，肾小体包含一个毛细血管组成的丝球体和包裹着它的鲍氏囊。体内不再需要的成分会随着血液流动被肾动脉输送到肾脏。然后，它通过入球小动脉进入肾小球这个过滤装置。在肾小球体中，血细胞和蛋白质等的大颗粒以外的其他成分，会被从鲍氏囊中挤出。这就是原尿。原尿从肾小管送至延髓的集合管。但是，在到达收集管时，人体所需的葡萄糖、氨基酸、水、离子等已经被重新吸收到血液中了。因此，最终产生的尿液是原尿的1%。

集合管中的尿液被输送到肾脏中心的肾盂，然后从尿道被输送到膀胱。当膀胱中积累的尿液量达到150~200mL时，会催生尿意。

 常见考点

**肾元**

它是用肾脏制造尿液的基本单位，也称为肾脏单位。它是由肾小球体和鲍曼氏囊组成的肾小体及从肾小体伸出的肾小管组成的。

 关键词

**不可避免尿液**

尿量中为体内新陈代谢产生的废物要排出的最低尿量。这之外的尿量是随意尿。不可避免尿量是400~500mL/d。低于这个尿量的话就是少尿症。

**尿道**

它从肾体延伸到收集管，由三部分组成：近端小管、亨利环和远端小管。原尿中99%的水和其他成分会被再吸收。

## 排尿的原理

在流经肾小球体的血液中，去除了血细胞和蛋白质，被挤入鲍曼氏囊的体液，被称为原尿。原尿的99%会被重新吸收，原尿的1%作为尿液被排出。

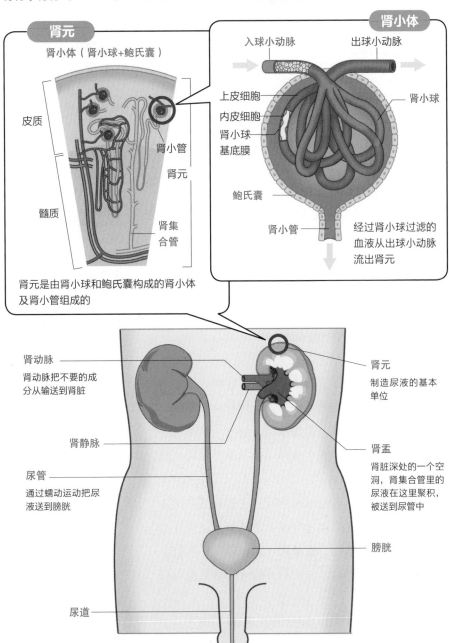

**肾元**

肾小体（肾小球+鲍氏囊）

皮质

髓质

肾小管

肾元

肾集合管

肾元是由肾小球和鲍氏囊构成的肾小体及肾小管组成的

**肾小体**

入球小动脉

出球小动脉

上皮细胞

内皮细胞

肾小球基底膜

肾小球

鲍氏囊

肾小管

经过肾小球过滤的血液从出球小动脉流出肾元

肾动脉

肾动脉把不要的成分从输送到肾脏

肾静脉

尿管

通过蠕动运动把尿液送到膀胱

肾元

制造尿液的基本单位

肾盂

肾脏深处的一个空洞，肾集合管里的尿液在这里聚积，被送到尿管中

膀胱

尿道

# 体液的机制和平衡

**POINT**
► 溶解在体液中的电解质，在保持渗透压、调节pH和神经传递等方面起作用。
► 如果体液失衡，可能会危及生命。

## 体液组织的成分和生命起源的海水成分近似

体液，是由三分之二的细胞内液和三分之一的细胞外液组成的。细胞外液的四分之一是血管内的血浆，剩下的存在于血管外的组织液和骨骼中。

体液中除了水以外，还包含许多电解质（离子）。电解质中有带正电的阳离子和带负电的阴离子，由于细胞内外的电解质分布存在差异，可维持细胞膜的渗透压，调节体液的pH，还有助于神经传递的完成。另外，还有一个很不可思议的是，体液的组成成分接近海水的成分。

## 体液失衡会引起脱水和肢体浮肿

体液的数量不足会导致脱水。大量出汗时，由于水分流失的速度比钠流失的速度快，因此体液会被浓缩，细胞外液的渗透压就变高。血钠浓度（血液中钠浓度）上升，会导致细胞内液中的水被移动到细胞外液中。这被称为缺水性脱水。

反之，体内水分过多会引起浮肿。这主要是在钠有排除障碍时发生。食盐摄取过量或者镁摄取不足会导致细胞间液内的钠离子增加，在渗透压的作用下，水就会移动到相应部位引起浮肿。肾病和肝病引起的低蛋白血症也会发生。

维持体液中的水分量和保持电解质的平衡是很重要的。

**常见考点**

渗透压

当生物膜两边的液体浓度不同时，会有一个让浓度变得一致的力，这个力就是渗透压。水分从浓度低的地方移动到浓度高的一方。

**关键词**

脱水的种类

脱水是体液量不足的状态。缺水性脱水大多是由出汗过多引起的，水的流失率比钠的流失率高。缺盐性脱水多是由于腹泻和呕吐引起的，钠的流失率大于水的流失率。

## 体液和海水的电解质分布

细胞外液（血浆，组织液）和海水都富含钠离子（$Na^+$）和氯离子（$Cl^-$），并且电解质成分几乎相同。

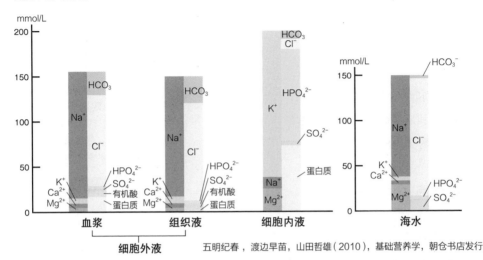

五明纪春，渡边早苗，山田哲雄（2010），基础营养学，朝仓书店发行

## 水分损失率（占水分的百分比）以及各种脱水症状

对于儿童来说，存在5%水分不足时就会出现脱水的症状，对于成人来说，存在2%～4%水分不足时就会出现明显的脱水症状。

| 水分损失率 | 症状 |
|---|---|
| 1% | 大量出汗，口渴 |
| 2% | 口渴，头晕，恶心，视力模糊，倦怠，食欲不振，血液凝结，尿量减少，血液浓度上升增加 |
| 3% | 如果超过3%可能导致不出汗 |
| 4% | 全身无力，运动迟缓，皮肤发红，刺激，疲劳和嗜睡（涂抹），暗沉，恶心，情绪不稳定（精神不稳定），冷漠 |
| 6% | 手抖，头晕，发热，精神错乱，头痛，发热功能障碍，体温升高，脉搏/呼吸增加 |
| 8% | 出现幻觉，呼吸困难，头昏眼花，发绀，语言晦涩，疲劳加剧，精神错乱 |
| 10%～12% | 肌肉痉挛，闭目难立征（闭眼失衡），晕厥，舌头肿胀，痴呆和躁动，失眠，循环系统功能不全，血液浓缩和失血，肾功能不全 |
| 15%～17% | 皮肤萎缩，吞咽困难（无法吞咽），眼前发黑，眼睛凹陷，排尿痛，听力下降，皮肤感觉迟钝，舌头麻木，眼睑僵硬 |
| 18% | 皮肤破裂，不能产生尿液 |
| 20% | 有生命危险，死亡 |

铃木志保子（2008），《从基础开始学习！体育营养学》。

# pH调节

**POINT**
▶ 体液和血液的正常pH（氢离子指数）在7.35～7.45，呈弱碱性。
▶ 由于新陈代谢，pH趋于呈酸性，但是体内有保持其恒定的机制。

## 酸碱平衡，体液呈弱碱性

体液和血液保持弱碱性，pH介于7.35～7.45。pH是指示体液和血液的酸性/碱性的指数，pH保持在正常值范围，也称为体内的酸碱平衡。

## pH保持恒定的系统

在体内，发生能量代谢时，除产生能量，也会产生二氧化碳（$CO_2$）和水（$H_2O$）。当二氧化碳溶解在水中时，会生成碳酸氢根离子（$HCO_3^-$）和氢离子（$H^+$）。因氢离子（$H^+$）是酸性，所以体液和血液有呈现酸性的趋势。

因此，体内有保持体液pH恒定的调节系统（以下的说明是在酸中毒的情况下，这个系统是怎样进行调节的）。

### ● 通过血液的缓冲作用调节

当血液中的氢离子（$H^+$）增加时，会和血液中的碳酸氢根离子（$HCO_3^-$）结合，形成碳酸（$H_2CO_3$）。氢离子（$H^+$）被中和并还原（缓冲作用）。

### ● 通过呼吸作用调节

通过加快呼吸，肺中排出的二氧化碳量将增加，氢离子（$H^+$）的产生会受到抑制，pH恢复到标准值。

### ● 通过肾脏调节

当血液中氢离子（$H^+$）的量增加时，可以通过增加尿液中排泄的氢离子（$H^+$）的量和增加碳酸氢根离子（$HCO_3^-$）的重吸收来调节pH。

**常见考点**

pH（氢离子浓度指数）

水溶液的酸性和碱性浓度取决于所含氢离子（$H^+$）的量。氢离子的量越多，酸度就越强。

**关键词**

酸中毒

体液pH低于正常值（7.35～7.45）时的状态被称为酸中毒。相反，高于正常值时被称为碱中毒。

**小笔记**

缓冲作用

缓冲作用也是保持pH恒定的一个机制。当体液呈酸性或碱性时，将被中和以调整到正常值。

## 体液pH的参考值和异常值

体液和血液的正常范围是pH 7.35 ~ 7.45。pH低于7.35倾向于酸性的状态被称为酸中毒，pH高于7.45并且倾向于碱性的状态被称为碱中毒。二者都是病态状态，如果pH和正常值的差很大时，有可能导致死亡。

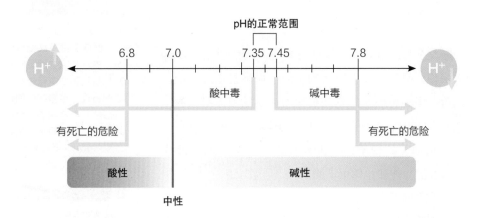

## 体液的酸碱平衡

体液的酸碱平衡，是通过肾脏和呼吸作用等进行调节的

【 血液的中和作用 】

血液中的氢离子（H⁺）增加，并且和碳酸氢根离子（$HCO_3^-$）结合形成碳酸（$H_2CO_3$），氢离子（H⁺）减少，pH则升高。

$$H^+ + HCO_3^- \rightarrow H_2CO_3 \rightarrow H_2O + CO_2$$

氢离子　　碳酸氢根离子　　　碳酸　　　　水　　二氧化碳
＝
酸性

通过呼吸排出体外

【 通过呼吸来调整 】

血液中的氢离子增加，碳酸增多，碳酸会分解为二氧化碳和水。二氧化碳随着呼吸被排出体外，如果血液呈碱性，碳酸会分解出氢离子，以调节pH。

$$H^+ + HCO_3^- \rightleftharpoons H_2CO_3 \rightleftharpoons H_2O + CO_2$$

氢离子　　碳酸氢根离子　　　碳酸　　　　水　　二氧化碳
＝
酸性

通过呼吸排出体外

# 血液的成分和功能

**POINT**
► 血液的量约占体重的8%。
► 血液由红细胞、白细胞、血小板和血浆的血细胞成分组成。
► 血液的功能包括输送氧气和营养，并有止血和调节体温的作用。

## 不同血液成分功能不同

遍及全身的血液约占体重的8%。对于一个体重60kg的人来说，身体中的血液大约是5L。血液是由红细胞、白细胞、血小板的血细胞和被称为血浆的液体组成的。血浆中约90%的成分是水，其余是溶解在水中的蛋白质、葡萄糖、矿物质、维生素和激素。不同的血液成分，所起的功能和作用也不同。

### ● 各种物质的运输

红细胞中所含的血红蛋白将氧气输送到身体的每个角落，并将二氧化碳带回到肺部。血浆携带营养物质和激素，并将废物输送到肾脏。

### ● 免疫功能防御身体

白细胞包括嗜中性粒细胞和淋巴细胞，它们通过吞噬作用杀死侵入人体的细菌和病毒，利用免疫抗体保护人体。

### ● 止血

出血时，血小板和血浆中具有止血作用的凝血因子，会形成血凝块以止血。

### ● 体温调节

血浆吸收骨骼肌等在人体内产生的热量，并将热量传递到全身。体温升高时，体表的血管会扩张，以散发热量进而调节体温。

### ● 血液pH调节

当血液的pH低于7.35 ~ 7.45这个正常范围时，血液呈酸性的倾向，可通过血液的缓冲（中和）作用来调节pH。

---

**常见考点**

**血红蛋白**

血红蛋白是红细胞中包含的一种蛋白质。它具有与氧气和二氧化碳相结合的特性，可与肺中的氧气结合并将其输送至全身的细胞，并把细胞产生的二氧化碳输送至肺部。

**关键词**

**血液缓冲作用**

当血液有呈酸性的倾向时，呈酸性的氢离子会和血液中的碳酸氢根离子结合，通过血液的中和作用来调节pH。

**小笔记**

**白细胞吞噬作用**

抵御和消灭进入体内的细菌、病毒和异物。

**血浆和血清**

血浆成分中有起凝血作用的纤维蛋白原。血清是去除纤维蛋白原的血浆。

## 血液的构成

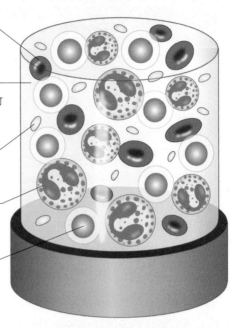

**红细胞**

红细胞里的血红蛋白输送二氧化碳和氧气。寿命为100~120天

**血浆**

血浆是血细胞沉淀后残留的液体成分，可以输送水、营养素、激素等，并调节体液的pH。

**血小板**

没有细胞核呈不规则形状。有让血液凝固的作用，寿命约为10天。

**粒细胞白细胞**

有抵御细菌和病毒的作用。白细胞的30%是淋巴球，寿命为3天到一个月。

**淋巴细胞**

它是一种具有免疫功能并通过抗体攻击异物的白细胞。

## 血液的组成

**放置在室温下**

如果把采取的血液放入试管中，并在室温下放置，血液将分离成液体成分的血清和固体成分的血凝块。

**采取的血液**

**不发生凝固**

**加入抗凝剂**

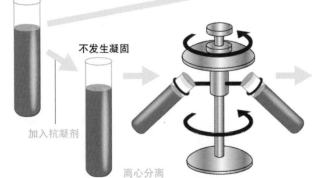

**离心分离**

把加入防凝固剂后的血液放进高速离心机中，血细胞成分会下沉，血清分离会到上层。

**血清**

血清呈浅黄色并含有抗体，它也包含在血浆中。不含凝血因子纤维蛋白原。

**血凝块**

血浆中的纤维蛋白原变成血纤蛋白，与血细胞一起凝固。

**血浆**

一种淡黄色液体，占总血液的55%~60%。血浆中大约90%是水，存在一些纤维蛋白原，也有被溶解的营养物质和激素。

**白细胞和血小板**

约占总数的1%。

**红细胞**

红色是血红蛋白的主要成分——铁的颜色。血液中红细胞的百分比是测试次数对应于血细胞比容值的值。男性约为45%，女性约为40%。

# 在日本，什么是机能性食品

"对身体健康有益"的食品，在日本过去只包括"功能性食品"和"特定保健用食品"。从2015年4月起，"对身体健康有益"的食品概念中新添加了"机能性食品"。

"功能性食品"是指食品成分中包含有政府规定的12种维生素和5种矿物质的食品。如果食品中含有一定量的政府所指的成分，不需要另外申请就可以使用这个表示。"特定保健食品"是指含有对身体健康有益的保健成分的食品。特定保健食品最大的特征是，需要在人体中进行临床试验。因此，为了获得许可需要大量的费用和时间，因此尽管特定保健食品已经开始了20多年，但是只有大约1100个产品取得了特定保健食品标识。"机能性食品"不需要临床试验，只需要提交论文之类的科学依据，就可以取得表示认可。因此，这个门槛比特定保健食品低了很多。功能性表示食品适用对象除了补品和加工食品外，还包括了蔬菜、水果、肉、鱼等。可以预测，将来会有越来越多的"机能性食品"。

作为这些类食品的消费者，需要认真把握这几种表示制度的区别。不只是单纯地被"对健康有益"这类的大标题所迷惑，而是要认真核对其中的食品成分。另外，原则上，"机能性食品"在被售卖之前都会在相关部门的网站上发布，消费者在购买前可以先在网站上认真阅读这类商品的说明。为了可以更好地读懂这些说明，就需要我们在平时注意学习和积累有关营养的知识。

# 三大营养物质和代谢

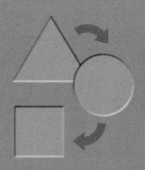

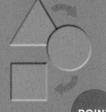

# 营养和能量代谢

## ATP是储存能量的关键

糖、脂质和蛋白质在体内被分解，产生能量和利用能量的过程被称为能量代谢。

能量的产生，是首先分解糖和脂质以产生ATP（三磷酸腺苷）。ATP是有三个磷酸与一个腺苷组成的化合物。大多数能量以高能磷酸键的形式储存在ATP分子内部，当从ATP中除去一个磷酸成为ADP（二磷酸腺苷）时，大约可以释放出7.3kcal的能量。

## 产生ATP的糖酵解体系和TCA循环

产生ATP的系统有两种类型：没有氧气参与的糖酵解体系和有氧气参与的TCA循环（三羧酸循环）。

葡萄糖是最常用的能源，当葡萄糖被运输到细胞中时，它会通过糖酵解系统被分解为丙酮酸，同时生成ATP。糖酵解系统具有快速获取能量的优势，但是每个分子葡萄糖通过糖酵解只能生成2个ATP分子。如果此时身体处于缺氧的状态，丙酮酸会转化为乳酸，被储存在细胞内。

在有氧气存在的条件下，丙酮酸进入细胞内的线粒体中并转化为乙酰辅酶A。此后，它在TCA循环中与草酰乙酸结合形成柠檬酸，并在电子传递链中进一步氧化$H^+$最终产生ATP。在TCA循环中最终每分子葡萄糖最多产生36个ATP分子。

 **常见考点**

**糖酵解体系**

没有氧气的参与可产生ATP的能量代谢体系。葡萄糖被分解为丙酮酸盐时，机体可以快速获得能量，也被称为无氧糖酵解。

**TCA循环**

一种在消耗氧气的同时生成ATP产生能量的系统。乙酰辅酶A最终被分解为二氧化碳和水。

 **关键词**

**ATP的产生**

蛋白质和脂质也可以脱去氨基和脂肪酸转化成糖酵解和TCA循环可以利用的物质，产生ATP用以获取能量。

# 糖酵解和TCA循环

1个葡萄糖分子中，总共可产生38个ATP分子。通过糖酵解产生了2个ATP分子，通过TCA循环和电子传递链产生了36个ATP分子。许多酶和维生素参与了这个转化过程。

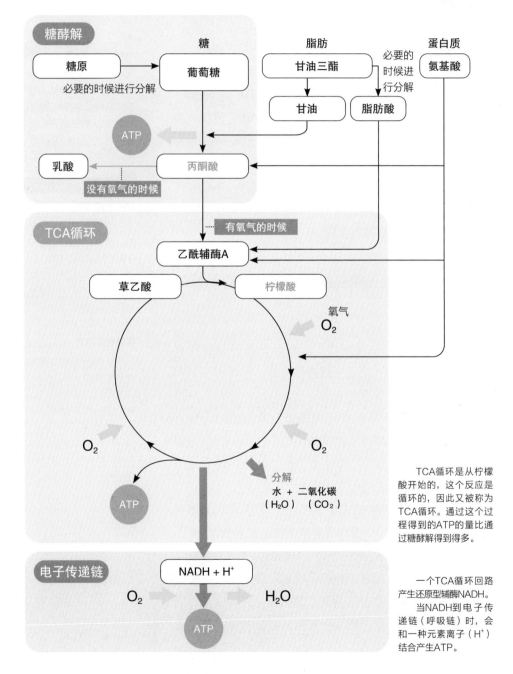

TCA循环是从柠檬酸开始的，这个反应是循环的，因此又被称为TCA循环。通过这个过程得到的ATP的量比通过糖酵解得到得多。

一个TCA循环回路产生还原型辅酶NADH。
当NADH到电子传递链（呼吸链）时，会和一种元素离子（H+）结合产生ATP。

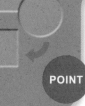

# 什么是蛋白质

**POINT**
► 蛋白质是构成人体的必需营养。
► 约20种氨基酸，其中需要从饮食中摄取的有9种。
► 肉、大豆制品、乳制品等食品中，氨基酸的含量很高。

## 氨基酸是蛋白质的构成成分

蛋白质作为人体组成的重要成分是不可缺少的营养。蛋白质除了是内脏和肌肉的重要成分，它还是皮肤、头发和指甲等的组成成分。另外，蛋白质还是制造各种酶、激素和免疫抗体的材料。

蛋白质由大约20种氨基酸构成。其中有9种不能在体内合成，或者合成速度很慢，因此必须从饮食中摄取，这些氨基酸被称为必需氨基酸。

## 蛋白质消化率校正氨基酸评分高的食物是好的蛋白质来源

含蛋白质的食物有肉类、乳制品和鱼的动物性食品，以及谷物和大豆制品等植物性食品。在体内，这类食物将被消化并分解为氨基酸，用以合成人体所需的蛋白质。人体由大约30000种不同的蛋白质组成，所有这些蛋白质都是氨基酸按不同序列结合而成的。在蛋白质合成的过程中，缺少一个必需氨基酸，蛋白质就无法合成。因此，一定要注意必需氨基酸的充足。

食物中必需氨基酸的充足率相对于人体所需的必需氨基酸数量的比例称为"蛋白质消化率校正氨基酸评分"。肉、鱼、蛋和大豆制品的评分高，是优质的蛋白质来源。

摄入的蛋白质再多，分解后的氨基酸也无法在体内存储。氨基酸在肝脏中被分解，进而转化为可以作为能源的糖原和脂肪。蛋白质和糖产生的能量一样，每克蛋白质可产生4kcal热量。

 **常见考点**

氨基酸

在大约20种类型中，无法合成或体内缺乏的9种类型氨基酸被称为必需氨基酸。

 **关键词**

**动物性蛋白质**

动物性食品（例如，肉、鱼、牛乳和鸡蛋等）中所含有的蛋白质。这类蛋白质的消化率校正氨基酸评分高，并且必需氨基酸的含量均衡。

**植物性蛋白质**

谷物和蔬菜等植物性食品中所含有的蛋白质。这类蛋白质消化率校正氨基酸评分低于动物性蛋白质。大豆蛋白的蛋白质消化率校正氨基酸评分为100，大豆蛋白对肾功能的作用优于动物蛋白。

## 氨基酸的种类和作用

| | 名称 | 作用 |
|---|---|---|
| 必需氨基酸 | 缬氨酸 | 它被肌肉吸收并可控制血液中的氮平衡，是BCAA（支链氨基酸）之一 |
| | 亮氨酸 | 它具有改善肝功能的作用，是BCAA的一种，有促进肌肉生长和维持的作用 |
| | 异亮氨酸 | BCAA之一，可作为肌肉的能量来源，还具有改善肝功能的作用 |
| | 苏氨酸 | 有防止脂肪在肝脏中积累的作用，是胶原蛋白合成的材料 |
| | 甲硫氨酸 | 消除血液中的组织胺，预防过敏，还有防止抑郁的作用 |
| | 赖氨酸 | 是免疫抗体的材料，可预防传染病，还有消除疲劳、增强骨骼的作用 |
| | 组氨酸 | 具有促进增长、抑制食欲、燃烧脂肪的作用 |
| | 苯丙氨酸 | 作用于神经递质，可以改善情绪，预防抑郁 |
| | 色氨酸 | 是具有镇静作用的5-羟色胺的原料，还有安神的作用 |
| 非必需氨基酸 | 甘氨酸 | 参与胶原蛋白的合成，增强皮肤张力和保湿效果，还可以减轻关节以及背部疼痛 |
| | 丙氨酸 | 维持肝脏功能的能源，还可以增强免疫力 |
| | 丝氨酸 | 增强皮肤的保湿效果，是维持湿润的必不可少的成分，还可以预防痴呆症 |
| | 半胱氨酸 | 是生成头发、指甲和皮肤的材料。由于具有抗氧化作用，因此在防止衰老方面也很有效果 |
| | 精氨酸 | 合成生长激素，增强骨骼和增强肌肉燃烧脂肪的作用 |
| | 酪氨酸 | 是合成多巴胺和甲状腺激素等的材料 |
| | 脯氨酸 | 能促进皮肤胶原蛋白再生，提高皮肤的再生能力，还可以防止皱纹 |
| | 天冬氨酸 | 有助于恢复疲劳，增强骨骼和调节血液中盐浓度的作用 |
| | 天冬酰胺 | 增加肌肉能量，提高耐力，并有助于疲劳恢复 |
| | 谷氨酸 | 用作大脑中的物质，改善脑活性并预防痴呆 |
| | 谷氨酰胺 | 有助于肌肉生长和疲劳恢复，还可以防止抑郁 |

【 一些主要食品的蛋白质消化率校正氨基酸评分 】

| | 食品 | 评分 | | 食品 | 评分 |
|---|---|---|---|---|---|
| 动物性蛋白质 | 牛肉 | 100 | 植物性蛋白质 | 大豆 | 100 |
| | 猪肉 | 100 | | 芋头 | 84 |
| | 鸡肉 | 100 | | 马铃薯 | 68 |
| | 鱼类 | 100 | | 精米 | 65 |
| | 蛋类 | 100 | | 橘子 | 50 |
| | 牛乳 | 100 | | 番茄 | 48 |
| | 加工干酪 | 91 | | | |

粮农组织/世界卫生组织提出的国际标准氨基酸评分。
PDCAAS（蛋白质消化和吸收率校正的氨基酸评分），
是考虑到蛋白质的消化吸收率等而计算出来的。

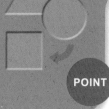

# 蛋白质的代谢

**POINT**
► 构成人体的蛋白质不停地进行分解和合成。
► 多余的氨基酸通过脱氨作用可以产生能量。
► 氮从氨转化为尿素并最终随着尿液排出体外。

## 氨基酸代谢池里的氨基酸合成人体蛋白质

食物中的蛋白质被分解成氨基酸并被小肠吸收。这之后，氨基酸随血液被输送到肝脏，作为各种人体组织、酶、激素和免疫抗体的原料。

实际上，可用作合成材料的氨基酸不只是食物消化吸收后的氨基酸。构成人体组织的人体蛋白质不停地合成和分解，分解后的氨基酸积聚在肝脏和血液中，这种聚集被称为氨基酸代谢池。从饮食中分解得到的蛋白质，会和体内组织蛋白质分解的氨基酸混在一起，被人体使用。蛋白质在人体中的不断分解和合成，被称为新陈代谢周转。这个新陈代谢周转率的大小取决于所在的组织。

## 氨基酸也可以用作能源

当作为能量来源的碳水化合物和脂肪不足时，肌肉中的氨基酸就会被分解并作为能量来源。但是，由于氨基酸的成分里有糖和脂肪的成分中所没有的氮，因此，首先应通过分解除去氮（氨基）。氮可转变成有害的氨，在肝脏中的尿素循环中被转化为无害的尿素，然后随着尿液排出体外。残留的 $\alpha$-酮酸在通过TCA循环系统转化成能源的同时，可分解出二氧化碳和水。

 **常见考点**

**尿素**

尿素是在氨基酸用作能量时，由蛋白质的氮生成的一种人体不需要的成分。可以溶水，并随着尿液被排出体外。

 **关键词**

**氨基酸代谢池**

由食物来源的蛋白质分解产生的氨基酸和由人体蛋白质分解产生的氨基酸，在肝脏和血液中混在一起的状态。

**$\alpha$-酮酸**

$\alpha$-酮酸是氨基酸脱去氮（氨基）后剩下的部分的化学名称，也称为碳骨架。

 **小笔记**

**新陈代谢周转率**

人体中的蛋白质会不断分解和合成，但速率取决于蛋白质的类型。例如，把组成氨基酸中的一半更新的话，肝脏需要花费10~15天，而肌肉需要大约180天。

## 蛋白质的代谢

　　食物来源的蛋白质和人体组织蛋白质，都会被分解为氨基酸，这些氨基酸会在肝脏和血液中混在一起，参与整个人体代谢。

❶ 摄取蛋白质。

❷ 分解后的氨基酸在小肠被吸收。

❸ ❷的氨基酸被输送到肝脏和人体内蛋白分解的氨基酸混在一起。一部分氨基酸在血液中混合。

❹ 混在一起的氨基酸共同作为合成激素、酶、免疫抗体的材料。

❺ 氨基酸也可以作为肌肉、血管等身体组织的材料。

❻ 剩余的蛋白质可以作为能源被使用（参照下图）。

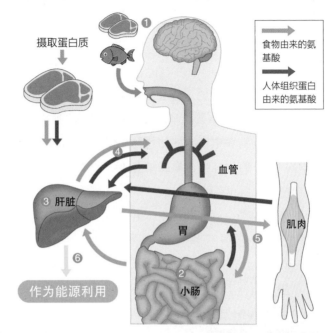

摄取蛋白质

食物由来的氨基酸

人体组织蛋白由来的氨基酸

血管

3 肝脏

胃

肌肉

❻

作为能源利用

2 小肠

## 氨基酸的基本构造和能量利用

【氨基酸的基本构造】

　　氨基酸作为能源利用时，首先要脱氨基，剩下的 $\alpha$-酮酸通过TCA循环产生能量。氮元素会通过尿素循环被排出体外。

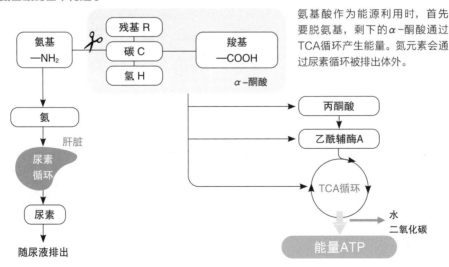

氨基
—NH₂

残基 R

碳 C

氢 H

羧基
—COOH

$\alpha$-酮酸

氨

肝脏

尿素循环

尿素

随尿液排出

丙酮酸

乙酰辅酶A

TCA循环

水
二氧化碳

能量ATP

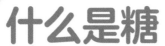

# 什么是糖

► 糖被消化分解成最小单位的单糖，然后被人体吸收。
► 糖的摄入量标准是可以提供人体每日需要能量的50%～65%。

## 糖分为单糖、二糖和多糖。

糖是提供人体能量的最重要的物质。每1g糖可以产生4kcal的能量。糖的种类繁多，有砂糖、水果中所含的果糖、谷物和马铃薯中所含的淀粉等。糖是碳（C）、氢（H）和氧（O）的化合物，根据结合方法的不同，可大致分为单糖、二糖和多糖。

## 糖在体内吸收最多的是单糖类葡萄糖

单糖是糖的最小单位，二糖和多糖分解成单糖后可在体内被吸收。人体吸收最多的单糖是葡萄糖。它以血糖的形式存在于血液中，并被细胞吸收成为能源。其中一些以糖原的形式储存在肝脏和肌肉中，并根据需要被分解为葡萄糖。大脑的主要能源是由这类葡萄糖提供的，每天需要200～300kcal（90～120g）。

二糖是两种单糖的组合，例如蔗糖和乳糖。多糖是大量单糖及其衍生物的组合（例如淀粉、糊精和糖原等）。

日本的饮食摄入标准，摄取糖的量可以提供每天所需的热量的50%～65%。摄取不足，导致提供的能量不足，引起体力低下及疲劳。但是，如果糖的摄入过多会转化成中性脂肪，增加发生肥胖和生活方式疾病的风险。

 常见考点

糖

糖也称为碳水化合物，碳水化合物是糖和膳食纤维的总称。膳食纤维不能被消化酶分解，也不能用作能源被利用。因此，这里的糖只是糖。

 关键词

单糖

单糖是糖的最小单位。在人体内被吸收后，葡萄糖成为血糖作为人体的能量源。果糖和半乳糖在肝脏中可转化为葡萄糖，可作为一种能源。

淀粉

淀粉是许多葡萄糖结合在一起的多糖。谷物和马铃薯中富含淀粉，作为能源，是食品中被摄取最多的糖。

 小笔记

世界卫生组织的建议

过量摄入糖是引起肥胖和蛀牙的主要原因，因此世界卫生组织建议糖摄入量应少于总能量摄入量的10%。

## 糖的主要种类和特征

| 种类 | | 富含量多的食品 | 特征 |
|---|---|---|---|
| 单糖 | 葡萄糖 | 谷物，水果，蜂蜜等 | 作为血糖存在于血液中，并被用作能源。葡萄糖的量由血糖值来表示 |
| | 果糖 | 水果，蜂蜜，饮料等 | 被人体吸收后，在肝脏中被转化为葡萄糖，并被用作能源 |
| | 半乳糖 | 乳制品，甜菜等 | 被人体吸收后，在肝脏中被转化为葡萄糖，并被用作能源 |
| 二糖 | 蔗糖 | 砂糖，蔗糖等 | 葡萄糖和果糖的结合。蔗糖是砂糖的主要成分，易溶于水 |
| | 乳糖 | 牛乳，母乳等 | 葡萄糖和半乳糖结合。对婴儿来说是贵重的能量来源 |
| | 麦芽糖 | 麦芽，甜酒，麦芽糖糖浆等 | 两个葡萄糖的结合。由它引起的血糖值的上升比砂糖慢 |
| 多糖 | 淀粉 | 谷类，薯类 | 在口腔中分解为被麦芽糖，在小肠中被分解为葡萄糖并被吸收 |
| | 肝糖 | 肝脏，贝类 | 存在于动物的内脏和肌肉中。在人体里，它是由葡萄糖合成的，储存在肝脏和肌肉中，在需要时可以被分解 |
| | 糊精 | 饮料，糖果等 | 淀粉部被部分分解后的产物。易溶于水，极易被消化 |

## 富含糖分的食品

| 食品名称 | 每80kcal中的糖含量/g | 食品名 | 每80kcal中的糖含量/g |
|---|---|---|---|
| 碳酸饮料（可乐，七喜等） | 21~23 | 煎饼（甜辣味） | 17 |
| 果酱面包 | 21 | 小豆（罐头） | 17 |
| 煮甜栗 | 20 | 甜纳豆 | 17 |
| 果酱（草莓，杏，苹果） | 19~20 | 软蛋糕 | 16 |
| 樱饼，柏饼，大福 | 19 | 豆沙面包 | 15 |
| 米饭（精米，糙米） | 18 | 乳酸菌饮料（酸乳饮料） | 15 |
| 年糕 | 18 | 美式松饼 | 13.5 |
| 青团 | 18 | 铜锣烧 | 12 |
| 蓝莓果酱 | 17.5 | 冰淇淋 | 10 |

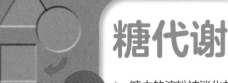

# 糖代谢

**POINT**

► 糖中的淀粉被消化并分解为葡萄糖后被小肠吸收。
► 细胞内葡萄糖通过糖酵解系统和TCA循环系统产生能量。

## 葡萄糖在糖代谢中的地位

糖的能量代谢，是从糖的消化和吸收开始的。食物中含量最丰富的糖是淀粉，但是由于淀粉是无法在小肠中吸收的多糖，因此淀粉首先会被分解为葡萄糖。葡萄糖在小肠中被吸收后，会在血液中变成血糖，遍及全身的细胞。葡萄糖在血液中的浓度（我们所说的血糖值）是受自主神经支配调节的，当血糖水平升高时，葡萄糖会以糖原的形式储存在肝脏和肌肉中。如果这之后还有剩余，就会转化为中性脂肪，作为皮下脂肪和内脏脂肪被积存起来。

## 葡萄糖转化成能量的过程不需要氧气参与

从葡萄糖中获取能量有产生ATP（三磷酸腺苷）的糖酵解系统和TCA循环系统两种方式。通过糖酵解系统，不需要氧气就可以产生能量的只有葡萄糖。此外，因为它几乎可以在所有细胞中产生，所以要想快速供给能量，糖（葡萄糖）是必不可少的。

消耗糖酵解系统产生能量的运动是力量训练和短距离跑步的无氧运动。因为储存在肌肉中的糖原在没有氧气参与的状态下可被分解，所以在能量产生的同时，肌肉里会有乳酸积存。想要有效地增强肌肉，就需要增加基础代谢。使用TCA循环回路产生能量的运动是散步和慢跑这类的有氧运动。这类运动中会燃烧体内堆积的脂肪，因此适合减肥人士。

 **常见考点**

三磷酸腺苷（ATP）

一种化合物，由三个磷酸盐分子与腺苷键结合而成。高能磷酸键里存有能量，释放出一个磷酸分子，转变成ADP（腺苷）时，释放大约7.3kcal的能量。

 **关键词**

糖原

当血液中的葡萄糖增加时，它会通过一种称为糖原合酶的酶合成糖原。在人体需要时，糖原会通过磷酸化酶的作用分解为葡萄糖。

# 糖的代谢

人体摄入最多的糖是淀粉，淀粉被分解为葡萄糖，在小肠中被吸收，之后通过门静脉被输送到肝脏，那些没有变成糖原的物质会转化成血糖，随着血液被送到全身各处。

持续空腹的状态时，储存在脂肪组织中的三酸甘油酯就会在细胞内脂肪酶的作用下分解为糖原和脂肪酸。它进入血液并被作为能量。

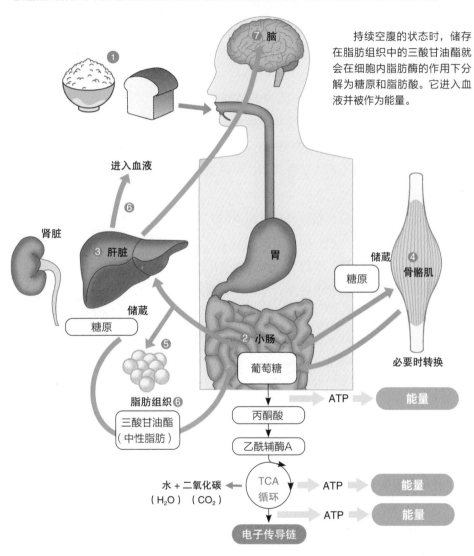

❶ 摄取糖

❷ 分解成单糖，在小肠被吸收

❸ 糖原在肝脏，肾脏中被储藏

❹ 糖原在骨骼肌中被储藏

❺ 多余的糖转成中性脂肪，再储藏

❻ 空腹时，在脂肪组织中储藏的三酸甘油酯（中性脂肪）被细胞中的脂肪酶分解成脂肪酸和糖原，进入血液中，作为能源被利用

❼ 糖原被脑作为能源利用

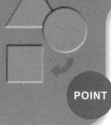

# 关于脂肪

**POINT**
► 脂质可以作为能量来源，也是生物膜和激素的重要营养物质。
► 甘油三酯是中性脂肪，可作为能源。
► 脂质的每日摄取标准可以提供总能量的20%～30%。

## 脂质分为单纯脂类、复合酯类和衍生脂质。

脂质除了和糖以及蛋白质一起为身体提供能源之外，还是重要的营养素，是细胞膜和细胞内的核膜等生物膜的成分，也是组成激素的重要材料。

脂质根据其化学结构分为三种类型：单纯脂类、复合酯类和衍生脂质。

单纯脂类是仅有甘油和脂肪酸结合而成的，最典型的单纯脂类是甘油三酯（中性脂肪）。

从食物中摄取的脂类，不能被用作能源使用的多余脂类会被储存在皮下脂肪和内脏脂肪中，可根据肌体需要转换成能量。

复合酯类除了含有甘油和脂肪酸外，还含有磷酸或糖。典型的复合酯类是磷脂，大多数脂类都不溶于水，复合酯类具有与水和脂质相容的特性，可以作为生物膜的材料，也可以作为在血液内运输不溶性脂质的脂蛋白的材料。

衍生脂质是单纯脂质和复合酯类相结合的化合物，例如糖脂和胆固醇。胆固醇与蛋白质和磷脂一起可作为生物膜的材料，同时也是制造胆汁酸、皮质类固醇、维生素D等的材料。

根据饮食摄取标准，建议每天摄入的脂肪应占总热量的20%～30%。超过30%，会增加肥胖症、血脂异常和动脉硬化等生活方式疾病的患病风险。

 **常见考点**

脂质

通常也被称为脂肪，但从营养上讲，脂肪通常是指中性脂肪。与糖和蛋白质不同，它难溶于水。

 **关键词**

甘油

醇的一种，它与脂肪酸一起构成各种脂质。

脂肪酸

各种脂质的重要成分。90%的食物脂质都含有脂肪酸。根据碳键的结合状态，可分为饱和脂肪酸和不饱和脂肪酸。中性脂肪是由一个甘油分子和三个脂肪酸分子结合而成的。

## 脂质的分类和主要种类

**脂质**

**单纯脂类**
只有甘油和脂肪酸结合而成的

- 三酸甘油酯（中性脂肪）：食物中含量最丰富的脂质。可以用作能源，多余的脂肪可以储存在脂肪中
- **蜡**：具有拒水性质，可以起到保护层的作用。

**衍生酯类**
单纯脂类和复合酯类，加水分解合成的

- **脂肪酸**：由碳（C）、氢（H）和氧（O）组成，并且呈碳链状连接。根据其结构进行分类，每种脂肪酸对身体的作用不同。
- **胆固醇**：作为细胞膜、胆汁酸、肾上腺激素等的材料。
- **脂溶性维生素类**：脂溶性维生素、维生素A，维生素D，维生素E，维生素K组成

**复合酯类**
甘油和脂肪酸与磷酸和糖的结合物

- **磷脂**：是构成细胞膜和血液内输送脂肪的脂蛋白的膜的材料
- **糖脂**：除了形成细胞膜外，它还存在于大脑和神经系统中，有助于细胞的分化和生长

## 脂质含量多的食品*

| 食品 | 含量 | 食品 | 含量 |
|---|---|---|---|
| 人造奶油 | 81.6 | 冻豆腐（干） | 33.2 |
| 黄油 | 81.0 | 油炸豆腐皮 | 33.1 |
| 澳大利亚坚果 | 76.7 | 奶油芝士 | 33.0 |
| 蛋黄酱 | 75.3 | 沙丁鱼罐头 | 30.7 |
| 松仁 | 72.5 | 鸭子 | 29.0 |
| 核桃 | 68.8 | 青花鱼（干货） | 28.5 |
| 开心果 | 56.1 | 小火腿肠 | 28.5 |
| 牛肋肉 | 50.0 | 金枪鱼脂肪含量高的部分 | 27.5 |
| 鹅肝 | 49.9 | 炸薯条 | 27.4 |
| 牛腰肉 | 47.5 | 腌青花鱼 | 26.9 |
| 鲜奶油（乳类来源） | 45.0 | 秋刀鱼 | 24.6 |
| 鮟鱇鱼肝 | 41.9 | 金枪鱼罐头 | 21.7 |
| 鲜奶油（植物来源） | 39.2 | 鳗鱼（蒲烧） | 21.0 |
| 咸肉 | 39.1 | 带鱼 | 20.9 |
| 肝酱 | 34.7 | 大豆（干） | 19.0 |
| 猪肋肉 | 34.6 | 沙丁鱼干 | 18.9 |
| 蛋（蛋黄） | 33.5 | 鲕鱼的幼鱼 | 18.2 |

*100g食品中的含量。

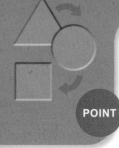

# 脂肪酸的种类

**POINT**
▶ 脂肪酸是根据碳的个数和结合状态进行分类的。
▶ 动物性脂肪中所含的饱和脂肪酸会让高胆固醇水平升高。
▶ 橄榄油中所含的不饱和脂肪酸可降低胆固醇水平。

## 大致分为饱和脂肪酸与不饱和脂肪酸

脂肪酸在食品脂肪中的含量在90%以上，由碳（C）、氢（H）和氧（O）原子组成。脂肪酸根据在链中连接的碳原子数和键合状态进行分类，一端是甲基（—$CH_3$）而在另一端是羧基（—COOH）。根据有没有碳原子的双键可大致将其分为两类，没有双键结构的是饱和脂肪酸，有双键结构的是不饱和脂肪酸。

乳制品和肉类脂肪等动物性脂肪中饱和脂肪酸含量丰富，如果摄入过多，患生活方式疾病的风险会增加。因此根据饮食摄入标准建议，18岁及以上人群的目标摄入量比例应为总能量的7%或更少。

根据碳双键的数量，不饱和脂肪酸可以进一步被分为两种。只有一个双键的称为单元不饱和脂肪酸，其中，油酸具有降低胆固醇的功能，在橄榄油中含量很高。具有两个或多个双键的是多元不饱和脂肪酸，根据碳在双键中的位置分为$n-3$系列和$n-6$系列。从甲基一侧的第3个碳开始的双键脂肪酸被称为$n-3$系列，双键从第6个碳开始的脂肪酸被称为$n-6$系列。两种都有降低胆固醇水平，预防动脉硬化的作用。

在脂肪酸中，$n-3$系列的$\alpha$-亚麻酸、EPA、DHA，$n-6$系列的亚油酸和花生四烯酸不能在体内合成，即使可以合成的话，合成的量也很少，因此需要从饮食中摄取，被称为必需脂肪酸，从预防生活方式疾病的角度来看，若$n-3$系列摄入为1，则$n-6$系列的摄入量为4比较合适。

**常见考点**

脂肪酸

　　大多数脂质不溶于水，但是脂肪酸具有易于与水相融的羧基，因此具有与水和油相容的性质。

**关键词**

必需脂肪酸

　　体内根本无法合成$\alpha$-亚麻酸和亚油酸。花生四烯酸、EPA和DHA可以在体内合成，但是合成量很少，因此必须从饮食中摄取。

## 饱和脂肪酸和不饱和脂肪酸的构造

饱和脂肪酸 | 没有碳碳双键结构，除两端的碳之外，其余的每个碳都和两个氢结合在
（硬脂酸） | 一起。

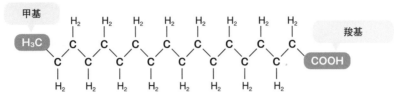

不饱和脂肪酸 | 有一个碳碳双键，因为双键的位置是在从甲基开始计算的第9个键。
（油酸） | 所以被称为一价不饱和脂肪酸（n-9系列）。

## 脂肪酸的种类

| 分类 | | | 脂肪酸名称 | 碳数 | 双键数目 | 含有的食品 |
|---|---|---|---|---|---|---|
| 饱和脂肪酸 | | | 丁酸 | 4 | 0 | 黄油，干酪等 |
| | | | 肉豆蔻酸 | 14 | 0 | 椰子油，花生油 |
| | | | 棕榈酸 | 16 | 0 | 棕榈油，起酥油 |
| | | | 硬脂酸 | 18 | 0 | 可可脂 |
| | | | 花生酸 | 20 | 0 | 花生油，棉籽油 |
| | | | 棕榈油酸 | 16 | 0 | 鱼油，鲸鱼油 |
| 不饱和脂肪酸 | 一价不饱和脂肪酸 | n-9系列 | 油酸 | 18 | 1 | 葵花籽油，橄榄油 |
| | 多价不饱和脂肪酸 | n-3系列 | α-亚麻酸 | 18 | 3 | 赤紫苏油，紫苏油 |
| | | | 二十碳五烯酸（EPA） | 20 | 5 | 鱼油 |
| | | | 二十二碳六烯酸（DHA） | 22 | 6 | 鱼油 |
| | | n-6系列 | 亚油酸 | 18 | 2 | 菜籽油，玉米油，豆油 |
| | | | 花生四烯酸 | 20 | 4 | 鱼油，鱼肝油 |

红色的是必需脂肪酸。必须从食物中摄取。《日本饮食摄入标准2015》（日本厚生劳动省）中有推荐摄取量。

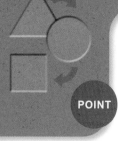

# 脂质代谢

**POINT**
- ► 从食物中摄取的脂肪约有90%是甘油三酯（中性脂肪）。
- ► 脂质在血液和淋巴液中作为脂蛋白被运输到全身。
- ► 脂肪组织中储存的中性脂肪可根据需要用作能量来源。

## 脂质被包裹在脂蛋白中并进入血液

我们可从植物油、乳制品、肉类脂肪等中获得脂质，其中约90%的脂质是甘油三酯（中性脂肪）。甘油三酯在小肠中被消化吸收后（参见第67页），与胆固醇一起和亲水性蛋白质结合，形成被称为乳糜微粒的脂蛋白颗粒。由于脂质本身无法溶解在血液中，因此它们被包裹在与水相溶的脂蛋白中后溶解在血液中并被输送到全身。

在小肠中形成的乳糜微粒可通过淋巴管进入血液，并被输送到全身，在每个组织中分解并吸收为甘油三酯（中性脂肪），多余的脂肪会被存储在脂肪组织中。

另一方面，在肝脏中甘油三酯（中性脂肪）会和胆固醇结合。其中的一些可通过脂蛋白VLDL转运至脂肪组织中并储存在脂肪组织中。在此过程中，它的一部分分离为LDL，并将胆固醇（作为细胞膜所需的胆固醇）运送到周围组织中。周围组织中过量的胆固醇可通过HDL返回肝脏。

## 储存的脂肪可以根据需要用作能量

存储在脂肪组织中的甘油三酯（中性脂肪）根据需要可被分解为甘油和脂肪酸，乙酰CoA进入TCA循环系统产生能量。

📖 **常见考点**

脂蛋白

由亲水性蛋白质和甘油三酯（中性脂肪），胆固醇和磷脂形成的颗粒。根据蛋白质类型和脂质的比例被分为四种。

🔒 **关键词**

LDL（低密度脂蛋白）

低密度脂蛋白，可将肝脏中合成的胆固醇输送至全身组织，也被称为坏胆固醇。LDL含量多会导致动脉硬化。

HDL（高密度脂蛋白）

高密度脂蛋白，可吸收每个组织中的胆固醇并将其输送至肝脏，也称为好胆固醇。HDL收集多余的胆固醇，因此如果血液中HDL含量高，则可以预防动脉硬化。

## 脂质的代谢

TG 甘油三酯（中性脂肪）
CE 胆固醇

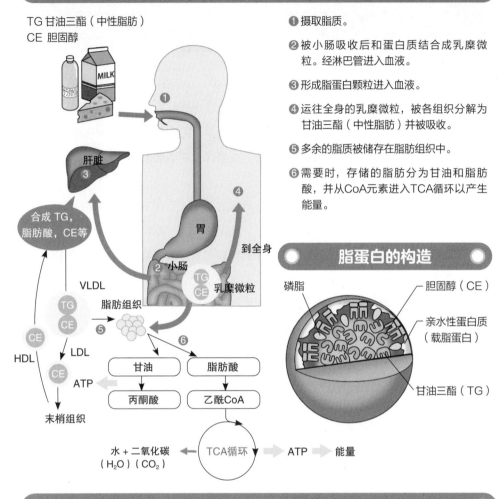

❶ 摄取脂质。

❷ 被小肠吸收后和蛋白质结合成乳糜微粒。经淋巴管进入血液。

❸ 形成脂蛋白颗粒进入血液。

❹ 运往全身的乳糜微粒，被各组织分解为甘油三酯（中性脂肪）并被吸收。

❺ 多余的脂质被储存在脂肪组织中。

❻ 需要时，存储的脂肪分为甘油和脂肪酸，并从CoA元素进入TCA循环以产生能量。

## 脂蛋白的构造

磷脂
胆固醇（CE）
亲水性蛋白质（载脂蛋白）
甘油三酯（TG）

## 脂质的种类

| 名称 | 含有的主要脂质 | 特征 |
| --- | --- | --- |
| 乳糜颗粒 | 甘油三酯（中性脂肪） | 食物中摄取的甘油三酯，被输送到肝脏，脂肪组织和肌肉 |
| VLDL（超低密度脂蛋白） | 甘油三酯（中性脂肪）胆固醇 | 肝脏中合成的甘油三酯和胆固醇被输送到脂肪组织和肌肉 |
| LDL（低密度脂蛋白） | 胆固醇 | 在肝脏合成的胆固醇被输送脂肪组织和肌肉 |
| HDL（高密度脂蛋白） | 胆固醇 | 从全身组织中回收多余的胆固醇输送到肝脏 |

# 减糖没有关系吗

　　减糖饮食是指减少米饭、面包、面食这类主食的摄取量的饮食方式。近年来，利用减糖饮食的方法进行减肥的人数迅速增加。确实有一些肥胖人士通过减少主食的摄取量，减少了总体摄入热量，达到了减轻体重的目的。糖尿病的专门医院也有很多通过限制糖、减糖饮食成功地控制了患者的血糖水平的病例。

　　但是，目前对于减糖饮食仍然没有明确的证据，因此不能说"减糖饮食是安全的"。糖尿病学会，也以证据太少为理由，对于减糖饮食持"现阶段不推荐"的观点。另外，超过10年以上的长期观察显示，减糖饮食的死亡率和癌症患病率是增加的。

　　没有营养学方面的知识，单凭自己的判断就开始进行减糖饮食的话，未来的健康状况是让人担忧的。若减少主食的摄取量，肉和鱼等蛋白质的摄入比例就应该变高，引起动脉硬化和心肌梗死的风险就会变高。还有，作为主食的谷物中的植物纤维含量也很丰富，如果谷物摄取不足，肌体就会缺乏膳食纤维，从而使便秘进一步加重。和男性相比，女性肥胖的比例小，减糖过多会导致过瘦和营养不足。

　　为了长期正确地减肥，饮食摄取标准中热量摄取的比例是，碳水化合物占50%～65%，蛋白质占13%～20%，脂肪占20%～30%。按照这个比例，减少整体的摄取量，积极摄取糙米和杂粮，才是健康的饮食方式。

*减糖饮食有无糖饮食、限糖饮食、低糖饮食、低碳水化合物饮食等各种叫法，但基本的思路是一样的。

第 5 章

# 维生素的种类和作用

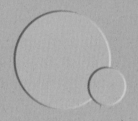

| 第五章使用的标识 |
| --- |
| 工 有助于热量产生 |
| 体 长身体 |
| 机 功能性 |

| | | | |
| --- | --- | --- | --- |
| 维生素A | 维生素$B_1$ | 维生素$B_6$ | 生物素 |
| 维生素D | 维生素$B_2$ | 维生素$B_{12}$ | 泛酸 |
| 维生素E | 烟酸 | 叶酸 | 维生素C |
| 维生素K | | | |

本书第5章和第6章中列出的成分含量是根据《日本食品标准成分表2015》（第七版）计算的，以每种食品的标准量100g的比例计算。例如维生素E（鲛鳙鱼/肝）（第107页），一次摄取量按50g计算，和100g的比列是50÷100＝0.5，维生素E的可食部分100g是13.8mg。乘以0.5就是6.9mg。

# 维生素A

► 维生素A中的视黄醇在动物性食品中含量丰富，而胡萝卜素在植物性食品里含量丰富。

► 有强化皮肤和黏膜，维持眼睛健康的作用

► 视黄醇在鸡肝和猪肝中含量高，注意这类食品的摄取量。

## 两种维生素A的成分和作用

维生素A可分为两大类，视黄醇和胡萝卜素。胡萝卜素的种类有很多，包括$\alpha$-胡萝卜素、$\beta$-胡萝卜素、$\gamma$-胡萝卜素、隐黄素等，也被称为维生素A原。

维生素A是以视黄醇的形式存在于血液中的。胡萝卜素在小肠的吸收性上皮细胞和肝脏中被分解，并转化为视黄醇。作为维生素A的胡萝卜素几乎没有生理作用，在胡萝卜素中转化效率最高的$\beta$-胡萝卜素，也仅是12μg转化为1μg视黄醇（视黄醇当量）。

## 注意视黄醇的摄取过量

维生素A可以强化皮肤、鼻子，呼吸器官等的黏膜，保护人体免受细菌和病毒的侵害。它还具有很高的抗氧化作用，可保持血管健康，防止衰老。同时，对于维持眼睛健康也很重要。当维生素A不足时，视网膜中的感光物质视紫红质会减少，人体在黑暗中辨别事物的能力（暗适应）也会降低。

但是，如果视黄醇摄入过多，由于动物性食品中所含的视黄醇不溶于水就会在肝脏中积聚，这可能引发头痛、呕吐、皮疹、脱发和肝功能异常。但是，植物性食品中所含的胡萝卜素会根据需要在体内转化为视黄醇并作为维生素A起作用，因此不用担心摄取过多的问题。

 常见考点

$\beta$-胡萝卜素

它与$\alpha$-胡萝卜素和$\gamma$-胡萝卜素一样在绿色和黄色蔬菜中含量高。胡萝卜素是橙色或黄色的色素。胡萝卜素中转化为维生素A的转化率最高的是$\beta$-胡萝卜素。

🔒 关键词

视黄醇当量

以前，维生素A的单位是IU，是维生素A效力的国际单位，现在它以视黄醇当量（μg）表示为维生素A的作用。$\beta$-胡萝卜素转化为视黄醇的1/12，$\alpha$-胡萝卜素和隐黄质可转化为视黄醇的1/24。

维生素A摄取过量

怀孕初期的孕妇需要更加注意，因为摄入过多的视黄醇会增加胎儿发生畸形的风险。可以通过摄取蔬菜中的胡萝卜素来补充维生素A，不用担心摄取过量的问题。

💊 小笔记

如何服用维生素A

维生素A是脂溶性的，和油脂一起食用可以提高吸收率。

## 维生素A的饮食摄取标准/（μgRAE/d）[1]

| 年龄 | 男性 | | 女性 | |
|---|---|---|---|---|
| | 推荐值[2] | 摄取上限值[3] | 推荐值[2] | 摄取上限值[3] |
| 0～11个月 | — | 600 | — | 600 |
| 1～11岁 | 400～600 | 600～1500 | 350～600 | 600～1500 |
| 12～49岁 | 800～900 | 2100～2700 | 650～700 | 2100～2700 |
| 50岁以上 | 800～850 | 2700 | 650～700 | 2700 |
| 孕妇（额外补充量） | | | +80 | — |
| 哺乳期妇女（额外补充量） | | | +450 | — |

1 视黄醇活性当量（μgRAE）
=视黄醇（μg）+β-胡萝卜素（μg）×1/12 +α-胡萝卜素（μg）×1/24
+B-隐黄质（μg）×1/24 +其他维生素原A类胡萝卜素（μg）×1/24
2 包含维生素原A类胡萝卜素。
3 不包含维生素原A类胡萝卜素。超过这个量可能会导致疾病。

《日本饮食摄入标准2015》，日本厚生劳动省。

## 富含维生素A的食品

*根据口号对菜肴进行分类（参见第33页）。

可以食用部分的视黄醇活性当量

| | 食品名称 | 一次进餐的参考摄取量/g | 成分含有量（μgRAE） |
|---|---|---|---|
| Ma | | | |
| Go | | | |
| Ta | 蛋黄 | 18 | 86 |
| Ti | 无盐黄油 | 12 | 96 |
| | 卡蒙贝尔干酪 | 30 | 75 |
| Wa | 干酪 | 3 | 216 |
| | 干海苔 | 3 | 162 |
| | 胡萝卜 | 100 | 1,455 |
| Ya | 黄麻（水煮） | 82 | 900 |
| | 菠菜（水煮） | 50 | 450 |
| | 茼蒿（水煮） | 12 | 110 |
| | 鸡肝 | 40 | 5,600 |
| Sa | 猪肝 | 30 | 3,900 |
| | 鳗鱼（蒲烧） | 100 | 1,500 |
| Si | | | |
| I | | | |

| 【主食】 | 一次进餐的参考量/g | 成分含有量/（μgRAE） |
|---|---|---|
| 精米 | 150 | 0 |
| 糙米 | 150 | 0 |

# 维生素D

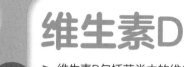   

► 维生素D包括菌类中的维生素$D_2$和动物性食品中的维生素$D_3$。
► 紫外线有助于体内维生素$D_3$的合成。
► 具有活性的维生素D有增强骨骼和牙齿的作用。

## 维生素D在小肠被吸收

从食物中摄取的维生素D包括菌类中所含的维生素$D_2$（麦角钙化固醇）、鱼和鱼肝等动物性食品中所含的维生素$D_3$（胆钙化固醇）。

二者均在小肠被吸收。维生素D是脂溶性维生素，不能直接溶于血液。首先被小肠中形成的乳糜微粒吸收，再通过淋巴管进入血液输送到全身各处。

维生素D也可以在体内合成。皮肤中含有的7-脱氢胆固醇，是维生素$D_3$的前体，当皮肤暴露于紫外线下时会转化为维生素$D_3$。

## 具有活性的维生素D可以重建骨骼

摄入血液中的维生素D通过肝脏和肾脏变成具有活性的维生素D后，就开始发挥作用。它促进小肠中钙和磷的吸收，使钙更容易沉积（钙化）在骨骼和牙齿上。同时，它会激活破坏骨骼的破骨细胞并促进骨骼的再生。

活性维生素D还可以通过控制甲状腺激素和甲状旁腺激素来调节血钙水平。维生素D缺乏会导致骨质疏松症和骨软化症，摄取过多会引发高钙血症和肾病。

 常见考点

**维生素D**

从维生素$D_2$至维生素$D_7$有6种类，但维生素$D_4$到维生素$D_7$，在食品中含量很少且作用较弱，因此，维生素D通常指维生素$D_2$和维生素$D_3$。因为维生素$D_1$是过去误起的名字，所以没有维生素$D_1$。

 关键词

**脂溶性维生素**

由于维生素A、维生素D、维生素K和维生素E是脂溶性的，不溶于水，因此先要被一种乳糜微粒吸收，才能溶解在淋巴和血液中。

🔖 小笔记

**骨软化症**

维生素D缺乏时，钙不太容易沉积在骨骼上并会引发使骨骼变软的疾病。这种疾病通常在孕妇等女性中出现。同时也有可能伴随有食欲不振等症状。

## 维生素D的饮食摄取标准/（μg/d）

| 年龄 | 男性 | | 女性 | |
|---|---|---|---|---|
| | 期望值 | 摄取上限值 | 期望值 | 摄取上限值 |
| 0~11个月 | 5.0 | 25 | 5.0 | 25 |
| 1~11岁 | 2.0~4.5 | 20~60 | 2.0~4.5 | 20~60 |
| 12~49岁 | 5.5 | 80~100 | 5.5 | 80~100 |
| 50岁以上 | 5.5 | 100 | 5.5 | 100 |
| 孕妇 | | | 7.0 | — |
| 哺乳期妇女 | | | 8.0 | — |

《日本饮食摄入标准2015》，日本厚生劳动省。

## 富含维生素D的食品

*根据口号对菜肴进行分类（参见第33页）。

| | 食品名称 | 一次进餐的参考摄取量/g | 成分含有量（μgRAE） |
|---|---|---|---|
| Ma | | | |
| Go | | | |
| Ta | 皮蛋 | 100 | 3 |
| Ti | | | |
| Wa | | | |
| Ya | | | |
| Sa | 安康鱼肝脏 | 50 | 55 |
| | 拨皮鱼 | 200 | 30 |
| | 鲑鱼（生） | 80 | 26 |
| | 黄条纹拟鲽（水煮） | 230 | 25 |
| | 秋刀鱼（生） | 120 | 20 |
| | 鳗鱼（蒲烧） | 100 | 19 |
| | 三线鸡鱼 | 200 | 17 |
| | 斑点沙瑙鱼 | 20 | 9 |
| | 小银鱼（半干） | 10 | 6 |
| Si | 木耳（半干） | 30 | 12 |
| | 香菇（干） | 8 | 2 |
| I | | | |

| 【主食】 | 一次进餐的参考量/g | 成分含有量/（μgRAE） |
|---|---|---|
| 精米 | 150 | 0 |
| 糙米 | 150 | 0 |

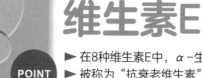 # 维生素E

► 在8种维生素E中，α-生育酚的作用最强。
► 被称为"抗衰老维生素"，保护细胞和血管免受活性氧的侵害，有防止衰老和疾病的作用。

## α-生育酚，占人体维生素E的90%

维生素E也称为"抗衰老维生素"，可保护人体免受活性氧的影响。天然维生素E有八种类型：α-，β-，γ-，δ-生育酚和α-，β-，γ-、δ-生育三烯酚。其中，α-生育酚的作用最强，约占体内维生素E的90%。在《日本饮食摄入标准2015》中，维生素E的标准值也是指α-生育酚的含量。

维生素E是一种脂溶性维生素，不溶于水，在体内被小肠吸收后，需要被亲水性乳糜颗粒吸收后通过淋巴管被运输到肝脏。在肝脏中，所有的维生素E之中，α-生育酚优先被脂蛋白吸收并转运到每个组织中。

## 维生素E有防止脂质被酸化的作用

维生素E作为各种组织的细胞膜存在于体内，可防止细胞膜中所含的不饱和脂肪酸和血液中的脂蛋白被氧化。这种作用可使细胞和血管保持健康，可抑制衰老并且预防动脉硬化。

体内维生素E不足会导致细胞膜受损，容易引起溶血性贫血。另外，细胞和血管被氧化后会老化，且增加了患癌症和动脉硬化的风险。一般的饮食生活中不会发生摄取过量的问题，但服用补充剂的人应注意不要摄取过量。

---

 **常见考点**

**活性氧类**

氧气是维持生命必不可少的物质。在紫外线和空气污染等影响下，氧会变成具有强氧化能力的化合物，这类化合物被总称为活性氧类，包括超氧化物和过氧化氢等。强大的氧化能力会破坏细胞，导致机体的衰老和疾病的发生。

 **关键词**

**脂蛋白**

脂蛋白是指吸收不溶性脂质和脂溶性维生素并通过淋巴液和血液输送到全身的亲水性颗粒。有四种类型：乳糜微粒、VLDL、LDL和HDL（参见第100页）。

 **小笔记**

**溶血性贫血**

有先天性的溶血性贫血，也有由于缺乏维生素E而导致的后天性溶血性贫血。红细胞的细胞壁被氧化后容易破裂，可导致溶血性贫血。

## 维生素E的饮食摄取标准/（mg/d*）

| 年龄 | 男性 | | 女性 | |
|---|---|---|---|---|
| | 期望值 | 摄取上限值 | 期望值 | 摄取上限值 |
| 0～11个月 | 3.0～4.0 | — | 3.0～4.0 | — |
| 1～11岁 | 3.5～5.5 | 150～450 | 3.5 | 150～450 |
| 12～49岁 | 6.5～7.5 | 650～900 | 6.0 | 600～700 |
| 50岁以上 | 6.5 | 750～850 | 6.0 | 650～700 |
| 孕妇（额外补充量） | | | 6.5 | |
| 哺乳期妇女（额外补充量） | | | 7.0 | — |

\* 只是$1\alpha$–生育酚的数值，不包括$\alpha$–生育酚以外的维生素E　　　　　　　　《日本饮食摄入标准2015》，日本厚生劳动省。

## 富含维生素E的食品

\*根据口号对菜肴进行分类（参见第33页）。

| | 食品名称 | 一次进餐的参考摄取量/g | 成分含有量/mg |
|---|---|---|---|
| Ma | | | |
| Go | 葵花籽油 | 12 | 4.7 |
| | 杏仁（炒） | 14 | 4.1 |
| | 榛子（炒） | 15 | 2.9 |
| | 葵花籽（炒） | 9 | 1.1 |
| | 花生（烤） | 9 | 0.7 |
| Ta | | | |
| Ti | | | |
| Wa | | | |
| Ya | 南瓜（煮） | 75 | 3.9 |
| | 黄麻 | 55 | 3.5 |
| Sa | 鮟鱇鱼肝 | 50 | 6.9 |
| | 鳗鱼（蒲烧） | 100 | 4.9 |
| | 虹鳟鱼 | 75 | 4.7 |
| | 鳕鱼子 | 60 | 4.3 |
| | 鲑鱼子 | 17 | 1.8 |
| Si | | | |
| I | | | |

| 【主食】 | 一次进餐的参考量/g | 成分含有量/（μgRAE） |
|---|---|---|
| 精米 | 150 | 0 |
| 糙米 | 150 | 0 |

## 如何更好地服用维生素E

维生素E和其他抗氧化剂（例如维生素C和$\beta$–胡萝卜素等）一起使用，可提高抗氧化剂活性。例如，富含维生素C和$\beta$–胡萝卜素的绿黄色蔬菜，用富含维生素E的葵花籽油和玉米油进行烹饪是非常好的。油要使用没有被氧化的新油。

# 维生素K

**POINT**
- ▶ 被称为"止血维生素"，有凝血的作用。
- ▶ 有助于钙在骨骼中的沉积。
- ▶ 除了从饮食中摄取外，维生素K还可以通过肠道细菌生成。

## 天然的维生素K有维生素K₁和维生素K₂两种

维生素K，也称为"止血维生素"，对于血液凝固起非常重要的作用。它还具有将钙沉积在骨骼上（钙化）的功能。

天然维生素K有两种类型：维生素K₁（苯醌）和维生素K₂（甲萘醌）。植物的叶绿体可以生成维生素K₁，因此绿黄色蔬菜和海藻（主要是叶类蔬菜）中维生素K₁含量丰富。维生素K₂是由微生物生成的，纳豆和动物性食品中含量丰富，肠道细菌也可以生成维生素K₁。

## 服用抗生素的人和新生儿需要注意维生素K的缺乏

维生素K在肝脏中合成凝血因子之一的凝血酶原的过程中起辅酶作用，因此对于止血是必不可少的，维生素K还能激活骨组织中成骨细胞分泌的蛋白质的活性，帮助钙在骨骼中的沉积。因此，维生素K还可用作骨质疏松症的治疗药物。

肠道细菌也可以生成维生素K，因此成人体内几乎不会缺乏维生素K。但是，长期使用抗生素可能会导致肠道细菌减少有可能导致维生素K缺乏。维生素K缺乏也会导致血液凝固减慢，使骨骼变脆。此外，新生儿的肠道细菌数量很少，母乳中也没有足够的细菌，因此必须注意新生儿维生素K的摄取情况。

在正常饮食的情况下，几乎无须担心维生素K摄取不足的问题。

## 维生素K的饮食摄取标准/（μg·/d）

| 年龄 | 男性 | 女性 |
|---|---|---|
| | 期望值 | 期望值 |
| 0～11个月 | 4～7 | 4～7 |
| 1～11岁 | 60～120 | 60～120 |
| 12～49岁 | 150～160 | 150～160 |
| 50岁以上 | 150 | 150 |
| 孕妇（额外补充量） | | 150 |
| 哺乳期妇女（额外补充量） | | 150 |

《日本饮食摄入标准2015》，日本厚生劳动省。

## 富含维生素K的食品

\*根据口号对菜肴进行分类（参见第33页）。

| | 食品名称 | 一次进餐的参考摄取量/g | 成分含有量/mg |
|---|---|---|---|
| Ma | 纳豆 | 50 | 650 |
| Go | | | |
| Ta | | | |
| Ti | | | |
| Wa | 裙带菜 | 5 | 80 |
| | 羊栖菜 | 8 | 26 |
| | 调味海苔 | 3 | 20 |
| Ya | 黄麻 | 55 | 352 |
| | 无翅猪毛菜 | 45 | 160 |
| | 菠菜（水煮） | 50 | 160 |
| | 茼蒿 | 24 | 110 |
| | 小松菜 | 44 | 90 |
| | 香芹 | 5 | 43 |
| | 紫苏 | 5 | 35 |
| | 罗勒 | 7 | 26 |
| Sa | | | |
| Si | | | |
| I | | | |

| 【主食】 | 一次进餐的参考量/g | 成分含有量（μgRAE） |
|---|---|---|
| 精米 | 150 | 0 |
| 糙米 | 150 | 0 |

### 维生素K和华法林之间的相互作用

　　华法林是用于预防和治疗血栓形成的抗凝血剂类药物。当服用这种药物的人摄取大量的维生素K时，维生素K的凝血作用可导致其更容易形成血凝块。尤其是纳豆，一包（50g）中不仅含有约650μg维生素K，而且纳豆菌还会在肠内合成维生素K，因此在服用抗凝血药物华法林时不要吃纳豆。

# 维生素B$_1$

**POINT**
- ▶ 维生素B$_1$是糖在产生能量的过程中必不可少的辅酶。
- ▶ 如果缺少维生素B$_1$，则会影响能源的产生，使人易疲劳和食欲不振。
- ▶ 慢性缺乏维生素B$_1$会使人精神状态不稳定且运动神经功能低下。

## 糖酵解系统和TCA循环系统中的辅酶

维生素B$_1$是糖在产生能量时所必需的营养素。

当糖通过糖酵解系统被分解为葡萄糖时，它会产生能量并被分解为丙酮酸。然后，丙酮酸转化为乙酰CoA进入TCA循环系统，产生更多的能量，最终分解为二氧化碳和水。维生素B$_1$在这整个过程的某些环节中充当辅酶。

## 维生素B$_1$缺乏可能会导致死亡

当维生素B$_1$缺乏时，丙酮酸不会转化为乙酰辅酶A，而是会转化为易使人疲劳的物质——乳酸，并在细胞中积存。而且，由于没有乙酰CoA，TCA循环系统中的能量产生被停滞，会导致肌体能量不足。能量不足会有肌肉疲劳、全身乏力和食欲不振等症状。如果慢性缺乏症继续持续，大脑和神经系统就会出问题，从而导致集中力低下，发现烦躁、焦虑和运动神经低下等症状。

典型的维生素B$_1$缺乏症是脚气病和韦尼克氏脑病。

在维生素B$_1$缺乏引起的疾病中，最典型的是脚气病和韦尼克脑病。脚气病会导致腱反射减弱，出现浮肿和麻木等症状，如果不及时治疗，可能会因心力衰竭而死亡。患韦尼克脑病的人，中枢神经会受到影响，出现眼球运动麻痹和意识障碍。

维生素B$_1$是水溶性的，不会在体内积存，因此基本不存在摄取过量的问题。

 **常见考点**

维生素B$_1$

维生素B$_1$的另一个名字是硫胺素。于1910年由日本的铃木梅太郎初次提取成功。但是由于论文发表晚了，波兰的冯克成了给维生素B$_1$命名的科学家。

 **关键词**

乙酰辅酶A

乙酰辅酶A是葡萄糖的分解产物丙酮酸，在维生素B$_1$的辅酶作用下生成的化合物。乙酰辅酶A通过TCA循环系统产生能量。

**小笔记**

脚气病

从江户时代开始一直到昭和时代初期，日本人开始吃精米饭，脚气病曾经发生大流行，导致许多人死亡，因此一度被称为日本的国民病。现在，由于维生素的研究已经取得了很大进展，在预防和早期发现脚气病的同时，通过饮食疗法和药物治疗已可成功治愈脚气病。

## 维生素B₁的饮食摄取标准（mg/d）[1]

| 年龄 | 男性 | | | 女性 | | |
|---|---|---|---|---|---|---|
| | 估算的平均必需值[2] | 推荐值 | 期望量 | 估算的平均必需值[2] | 推荐值 | 期望量 |
| 0～11个月 | — | — | 0.1～0.2 | — | — | 0.1～0.2 |
| 1～11岁 | 0.4～1.0 | 0.5～1.2 | — | 0.4～0.9 | 0.5～1.1 | — |
| 12～49岁 | 1.2～1.3 | 1.4～1.5 | — | 0.9～1.1 | 1.1～1.3 | — |
| 50岁以上 | 1.0～1.1 | 1.2～1.3 | — | 0.8～0.9 | 0.9～1.0 | — |
| 孕妇（额外补充量） | | | | +0.2 | +0.2 | — |
| 哺乳期妇女（额外补充量） | | | | +0.2 | +0.2 | — |

1 使用身体活动Ⅱ级的能量需求量算出的。

2 平均所需估计量，不是指预防脚气病（维生素B₁缺乏）的最低需求量。
　而是指尿中排泄的维生素B₁开始增加（体内已经达到饱和）时的摄取量。

《日本饮食摄入标准2015》，日本厚生劳动省。

## 富含维生素B₁的食品

*根据口号对菜肴进行分类（参见第33页）。

| | 食品名称 | 一次进餐的参考摄取量/g | 成分含有量/mg |
|---|---|---|---|
| Ma | 绢豆腐 | 100 | 0.1 |
| | 大豆（干） | 10 | 0.09 |
| | 青海苔 | 7 | 0.05 |
| Go | | | |
| Ta | | | |
| Ti | | | |
| Wa | 青海苔 | 1 | 0.01 |
| Ya | | | |
| Sa | 猪肉（肩胛肉） | 100 | 0.77 |
| | 鳗鱼（蒲烧） | 100 | 0.75 |
| | 鳕鱼子（生） | 60 | 0.43 |
| | 猪火腿 | 50 | 0.31 |
| | 无骨火腿 | 20 | 0.18 |
| | 鸭肉 | 40 | 0.16 |
| | 牛心 | 30 | 0.13 |
| | 薰肉 | 20 | 0.12 |
| Si | | | |
| I | | | |

| 【主食】 | 一次进餐的参考量/g | 成分含有量/mg |
|---|---|---|
| 精米 | 150 | 0.03 |
| 糙米 | 150 | 0.21 |

## 怎样更好的摄取维生素B₁

当将维生素B₁与大蒜、洋葱、韭菜一起烹饪时，这些蔬菜中所含的大蒜素会与维生素B₁（硫胺素）结合，形成铝胺，可以提高维生素B₁吸收效率。

# 维生素B2

**POINT**
▶ 使三大营养素的能量代谢顺畅进行。
▶ 参与蛋白质的合成，保持皮肤和黏膜正常的功能。
▶ 去除活性氧，有助于延缓衰老和预防生活方式疾病。

## 参与蛋白质合成的"生长维生素"

维生素B$_2$作为三大营养素能量代谢过程中的辅酶，对于能量转换顺利地进行起着很大的作用。特别是在脂质的代谢中，它是脂肪酸转化为乙酰辅酶A所必需的辅酶，如果缺乏维生素B$_2$，人体就不能从脂质获得能量。维生素B$_2$也参与蛋白质的代谢和合成，并具有保持皮肤和黏膜正常的功能。它是美容和儿童成长所必需的维生素。因为它也被称为"生长维生素"，所以在首次发现时被称为维生素G（生长，growth）。

## 有助于去除活性氧类物质

活性氧会破坏细胞膜并加速衰老。谷胱甘肽可以有效去除活性氧，而维生素B$_2$是谷胱甘肽还原酶的辅酶。因此，维生素B$_2$有抑制衰老和预防动脉硬化等生活方式疾病的作用。

## 运动员和饮酒多的人需要积极摄取

人体运动量越大，对维生素B$_2$的需求量也就越高，因此运动量大的人更易缺乏维生素B$_2$。另外，糖和酒精摄入量多的人应该比一般人摄取更多的维生素B$_2$。

如果维生素B$_2$摄取不足，则会出现皮肤粗糙、头发干燥和口腔炎症等症状。另外，摄取不足还会导致眼部黏膜变弱，导致眼睛疲劳。几乎不需要担心摄取过量的问题。

### 常见考点

**维生素B$_2$**

维生素B$_2$的另一个名字是核黄素。它是一种含有黄色素的水溶性维生素，即使摄取过多，也会随着尿液排出，因此无须担心过多摄取过多的问题。

### 关键词

**谷胱甘肽**

谷胱甘肽和谷胱甘肽过氧化物酶可以分解引起细胞被氧化的脂类过氧化物。而维生素B$_2$在这个分解过程中起到辅酶的作用。

### 小笔记

**生长维生素**

长期缺乏维生素B$_2$会导致发育迟缓，处于成长期的儿童和孕妇需要摄取足够量的维生素B$_2$。

## 维生素B$_2$的饮食摄取标准/（mg/d）[1]

| 年龄 | 男性 | | | 女性 | | |
|---|---|---|---|---|---|---|
| | 估算的平均必需值[2] | 推荐值 | 期望量 | 估算的平均必需值[2] | 推荐值 | 期望量 |
| 0~11个月 | — | — | 0.3~0.4 | — | — | 0.3~0.4 |
| 1~11岁 | 0.5~1.1 | 0.6~1.4 | — | 0.5~1.1 | 0.5~1.3 | — |
| 12~49岁 | 1.3 | 1.6 | — | 1.0~1.2 | 1.2~1.4 | — |
| 50岁以上 | 1.2 | 1.5 | — | 1.0 | 1.1 | — |
| 70岁以上 | 1.1 | 1.3 | — | 0.9 | 1.1 | — |
| 孕妇（额外补充量） | | | | +0.2 | +0.3 | — |
| 哺乳期妇女（额外补充量） | | | | +0.5 | +0.6 | — |

1 根据身体活动II级的能量需求算出的。
2 估算的平均需要量是，尿液中维生素B$_1$的含量开始增加（在体内达到饱和）
　 时的饮食摄取量，而不是预防脚气病（维生素B$_1$缺乏症）的最低需要量。

《日本饮食摄入标准2015》，日本厚生劳动省。

## 富含维生素B$_2$的食品

*根据口号对菜肴进行分类（参见第33页）。

| | 食品名称 | 一次进餐的参考摄取量/g | 成分含有量/mg |
|---|---|---|---|
| Ma | 纳豆 | 50 | 0.28 |
| | 大豆（干） | 10 | 0.09 |
| | 黄豆粉 | 7 | 0.05 |
| Go | | | |
| Ta | | | |
| Ti | | | |
| Wa | 烤海苔，调味海苔 | 3 | 0.07 |
| Ya | | | |
| Sa | 牛肝 | 30 | 1.20 |
| | 猪肝 | 30 | 1.08 |
| | 鳗鱼（蒲烧） | 100 | 0.74 |
| | 鸡肝 | 40 | 0.72 |
| | 牛心 | 30 | 0.27 |
| | 猪心 | 30 | 0.19 |
| Si | | | |
| I | | | |

【主食】

| | 一次进餐的参考量/g | 成分含有量/mg |
|---|---|---|
| 精米 | 150 | 0.01 |
| 糙米 | 150 | 0.03 |

## 怎样更好的摄取维生素B$_2$

维生素B$_2$和维生素B$_1$、烟酸、泛酸和生物素等维生素一起参与人体的能量代谢并相互配合。这些维生素一起服用时，效果会更好。一次放入多种食材用水煮、炒等方式进行烹调。

# 烟酸

► 烟酸以烟酸和尼古丁酰胺的形式摄入体内，有辅酶的作用。
► 烟酸也是可以通过体中的氨基酸色氨酸合成的。
► 烟酸有助于三种主要营养物质的能量转换和酒精的分解。

## 作为辅酶辅助500多种酶完成各种反应

烟酸是烟酸和烟碱酰胺的总称，烟酸是通过摄入植物性食物进入体内的，烟碱是通过摄入动物性食物进入体内的。烟酸在肝脏中被转化为烟碱酰胺，并以烟碱酰胺的形式存在于体内。

烟酰胺还可以转化为辅酶NAD和NADP，在三种主要营养素产生能量的过程中辅助各种酶发挥作用。

烟酸的辅酶对于酒精代谢也是必不可少的。酒精通过酒精脱氢酶在肝脏中被分解为乙醛。乙醛是引起头痛、恶心等宿醉症状的原因。这之后乙醛通过乙醛脱水酶进一步分解为无害的乙酸。烟酸就是这整个过程中充当很多种酶的辅酶。

烟酸还是分解活性氧酶的辅酶，对于防止衰老和预防生活方式疾病也很重要。需要烟酸作为辅酶的酶有500多种，据说占人体所需酶的20%左右。

## 烟酸也可以由色氨酸合成

烟酸也可以通过必需氨基酸色氨酸合成。然而，转化率只有1/60，食品中的烟酸当量就是根据这个转换率计算出来的。

正常的饮食，一般不必担心缺乏或过量的问题。百日咳是由烟酸缺乏引起的疾病。

 常见考点

烟酸

首次发现时，它被称为维生素$B_3$。化学名称是烟酸。它的衍生物称为烟碱酰胺。这些统称为"烟酸"。为了与有害物质烟碱（尼古丁）区分开来，取名为烟酸。

 关键词

烟酸当量

在计算食物中的烟酸当量时，应考虑到转化率，需要将色氨酸的量乘以1/60。

116

## 烟酸的饮食摄取标准/(mg NE/d)[1]

| 年龄等 | 男性 | | | | 女性 | | | |
|---|---|---|---|---|---|---|---|---|
| | 估算的平均必需值 | 推荐值 | 期望量 | 摄取的上限值[2] | 估算的平均必需值 | 推荐值 | 期望值 | 摄取的上限值[2] |
| 0～11个月 | — | — | 2～3 | — | | | 2～3 | — |
| 1～11岁 | 5～11 | 5～13 | — | 60（15）～200（45） | 4～10 | 5～12 | — | 60（15）～200（45） |
| 12～17岁 | 12～14 | 15～16 | — | 250（60）～300（75） | 11～12 | 13～14 | — | 250（60）～250（65） |
| 18～69以上（岁） | 12～13 | 14～15 | — | 300（80）～350（85） | 9～10 | 11～12 | — | 250（65） |
| 70以上（岁） | 11 | 13 | — | 300（75） | 8 | 10 | — | 250（60） |
| 孕妇（额外补充量） | | | | | — | — | — | — |
| 哺乳期妇女（额外补充量） | | | | | +3 | +3 | — | — |

NE =烟酸当量=烟酸+ 1/60色氨酸。

1 根据身体活动能力II级的能量需求量算出的。

2 烟碱酰胺的mg量，括号内的数值为烟酸的mg量。根据体重推算出来的。

《日本饮食摄入标准2015》，日本厚生劳动省。

## 富含烟酸的食品

*根据口号对菜肴进行分类（参见第33页）。

| | 食品名称 | 一次进餐的参考摄取量/g | 成分含有量/mg |
|---|---|---|---|
| Ma | | | |
| Go | 葵花籽（烤，炒） | 9 | 0.6 |
| | 花生粒 | 9 | 0.1 |
| Ta | 蛋类 | 60 | 0.1 |
| Ti | | | |
| Wa | | | |
| Ya | | | |
| Sa | 鳕鱼子（生） | 60 | 29.7 |
| | 鲣鱼（生） | 100 | 19.0 |
| | 金枪鱼 | 75 | 15.6 |
| | 猪肝 | 30 | 4.2 |
| | 斑点莎瑙鱼（鱼干） | 20 | 2.7 |
| | 叉烧 | 15 | 2.0 |
| | 鲣鱼干 | 5 | 1.9 |
| Si | 舞菇 | 30g | 2.7 |
| | 杏鲍菇 | 30g | 2.5 |
| I | | | |

| 【主食】 | 一次进餐的参考量/g | 成分含有量/mg |
|---|---|---|
| 精米 | 150 | 0.3 |
| 糙米 | 150 | 3.8 |

## NAD对酒精的分解作用

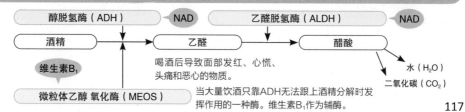

醇脱氢酶（ADH）— NAD　乙醛脱氢酶（ALDH）— NAD

酒精 → 乙醛 → 醋酸 → 水（$H_2O$）／二氧化碳（$CO_2$）

维生素$B_1$

微粒体乙醇 氧化酶（MEOS）

喝酒后导致面部发红、心慌、头痛和恶心的物质。

当大量饮酒只靠ADH无法跟上酒精分解时发挥作用的一种酶。维生素$B_1$作为辅酶。

# 维生素B

► 维生素$B_6$是参与蛋白质分解和合成以及能量代谢的辅酶。
► 维生素$B_6$还参与神经递质的合成。
► 维生素$B_6$也可以通过肠道细菌合成。

## 蛋白质代谢过程中必不可少的辅酶

　　食物中所含的蛋白质被分解成氨基酸，然后重新合成人体的各种组织，例如皮肤和肌肉。维生素$B_6$是必不可少的辅酶，有助于蛋白质分解和合成的酶发挥作用。在氨基酸产生能量的过程中也需要维生素$B_6$，摄取的蛋白质越多，维生素$B_6$的需求量就越多。

　　氨基酸，还可以合成多巴胺、肾上腺素、血清素、GABA等神经递质，维生素$B_6$的缺乏会导致自主神经和激素紊乱。GABA还可以抑制神经细胞的兴奋，当维生素$B_6$缺乏时，中枢神经可能会异常兴奋或出现痉挛。

　　女性在月经前的排卵期期间，雌激素的分泌会促进氨基酸代谢，血液中的维生素$B_6$会明显减少。因此，维生素$B_6$缺乏是月经前感到沮丧、疲倦和食欲不振的原因。

## 维生素$B_6$缺乏和过量

　　维生素$B_6$可以通过肠道细菌合成，因此体内不容易缺乏。但是，长期服用抗生素的人和未绝经的妇女可能会缺乏维生素$B_6$。维生素$B_6$不足会导致出现皮肤炎、口腔炎、贫血、食欲不振和神经系统紊乱。几乎不用担心摄入过量。

📖 **常见考点**

维生素$B_6$

　　维生素$B_6$别名是吡哆醇。人们发现它可以预防皮肤炎。因为它对蛋白质代谢很重要，所以推荐的摄入标准是通过蛋白质的摄入标准计算出来的。

🔒 **关键词**

肠道细菌

　　除了可以合成维生素$B_6$外，肠道细菌还可以合成维生素K，维生素$B_1$、维生素$B_2$、维生素$B_{12}$、叶酸，泛酸，生物素等。

✏️ **小笔记**

排卵期不适

　　许多女性在$3 \sim 10d$的排卵期期间，会经历各种精神和身体疾病。这被称为月经前综合征（PMS），据报道服用维生素$B_6$可缓解症状。

## 维生素B₆的饮食摄取标准/（mg/d）[1]

| 年龄 | 男性 | | | | 女性 | | | |
|---|---|---|---|---|---|---|---|---|
| | 估算的平均必需值 | 推荐值 | 期望值 | 摄取的上限值[2] | 估算的平均必需值 | 推荐值 | 期望值 | 摄取的上限值[2] |
| 0～11个月 | — | — | 0.2～0.3 | — | — | — | 0.2～0.3 | — |
| 1～11岁 | 0.4～1.0 | 0.5～1.2 | — | 10～30 | 0.4～1.0 | 0.5～1.2 | — | 10～30 |
| 12～49岁 | 1.2 | 1.4～1.5 | — | 40～60 | 1.0～1.1 | 1.2～1.3 | — | 40～45 |
| 50岁以上 | 1.2 | 1.4 | — | 50～55 | 1.0 | 1.2 | — | 40～45 |
| 孕妇（额外补充量） | | | | | +0.2 | +0.2 | — | — |
| 哺乳期妇女（额外补充量） | | | | | +0.3 | +0.3 | — | — |

1 根据推荐的蛋白质饮食摄入标准的推荐量（不包括孕妇和哺乳期妇女的额外量）计算得出的值。

2 不是饮食中维生素B₆的量，而是吡哆醇的量。

《日本饮食摄入标准2015》，日本厚生劳动省。

## 富含维生素B₆的食品

*根据口号对菜肴进行分类（参见第33页）。

| | 食品名称 | 一次进餐的参考摄取量/g | 成分含有量/mg |
|---|---|---|---|
| Ma | 黄豆粉 | 7 | 0.04 |
| Go | 葵花籽（烤） | 9 | 0.11 |
| | 开心果（烤） | 8 | 0.05 |
| Ta | | | |
| Ti | | | |
| Wa | 烤海苔，调味海苔 | 3 | 0.07 |
| Ya | 大蒜 | 6 | 0.09 |
| Sa | 牛肝 | 40 | 0.36 |
| | 鲣鱼（生） | 100 | 0.76 |
| | 金枪鱼 | 75 | 0.7 |
| | 鹿肉（红肉部分） | 100 | 0.54 |
| | 鲑鱼（生） | 80 | 0.51 |
| | 牛肝 | 40 | 0.36 |
| | 鸡茸 | 50 | 0.34 |
| | 猪肝 | 30 | 0.17 |
| Si | | | |
| I | 炸薯条 | 43 | 0.15 |

【主食】

| | 一次进餐的参考量/g | 成分含有量/mg |
|---|---|---|
| 精米 | 150 | 0.03 |
| 糙米 | 150 | 0.27 |

### 怎样更好地摄取维生素B₆

维生素B₆不仅存在于肉类和鱼类等动物性食品中，而且还存在于豆类和蔬菜等蔬菜性食品中。从人体的利用效率来说，从动物性食物中获取的维生素B₆比较好。此外，维生素B₂是维生素B₆在人体中转化为辅酶所必需的。因此，对于有维生素B₆缺乏症的人来说，需要和维生素B₂一起服用。

# 维生素B<sub>12</sub>

**POINT**
► 维生素B$_{12}$作为辅酶，参与蛋白质合成和能量的产生。
► 维生素B$_{12}$合成细胞分裂所需的核酸，并有助于造血。
► 维生素B$_{12}$维持和改善中枢神经的功能。

## 它在动物性食品中的含量丰富，在体内有辅酶的作用

维生素B$_{12}$也称为钴胺，因为矿物质钴是它的成分之一。它在肝脏和海鲜等动物性食物中含量很高，而在植物性食物中含量很少。

维生素B$_{12}$在体内可转化为腺苷钴胺和甲基钴胺，有辅酶的作用。

## 维生素B$_{12}$作为辅酶的作用与缺乏后的影响

作为辅酶，维生素B$_{12}$和叶酸一起参与氨基酸代谢，有助于蛋白质合成和能量的产生。维生素B$_{12}$也和叶酸一起参与核酸合成。核酸是细胞分裂的重要成分，它可以生成脊髓以及胃肠道黏膜等组织。由于红细胞是由骨髓生成的，因此维生素B$_{12}$或叶酸的缺乏会影响红细胞的生成，导致恶性贫血（巨幼红细胞性贫血）。

维生素B$_{12}$还有维持大脑和脊髓中枢神经正常的功能，并改善其功能。在某些情况下，服用维生素B$_{12}$可改善睡眠。

除非饮食非常不均衡，否则不太可能出现维生素B$_{12}$缺乏症，但也应该意识到，老年人和做过胃部切除的人对维生素B$_{12}$的吸收会变差。发生恶性贫血时，会出现全身疲劳、头晕、躁动和食欲不振等症状。

几乎不用担心摄取过量。

### 常见考点

维生素B$_{12}$

维生素B$_{12}$别名是钴胺。在贫血治疗研究时被发现。在维生素B$_{12}$分子中含有少量的钴。钴与维生素B$_{12}$一起被储存在肝脏中，对各种酶起到辅酶的作用。

### 关键词

腺苷钴胺甲基钴胺素

维生素B$_{12}$的辅酶。服用维生素B$_{12}$后，它会与胃中的糖蛋白（内在因子）结合，并在小肠中被吸收。在肝脏中被转化为辅酶。

### 小笔记

恶性贫血（巨幼红细胞性贫血）

在过去，由于病因不明而没有有效的治疗方法，被人们认为是致命的疾病。现在可以通过服用维生素B$_{12}$或叶酸进行治疗。

## 维生素B$_{12}$的饮食摄取标准/（μg・/d）

| 年龄 | 男性 | | | 女性 | | |
|---|---|---|---|---|---|---|
| | 估算的平均必需值 | 推荐值 | 期望值 | 估算的平均必需值 | 推荐值 | 期望值 |
| 0～11个月 | — | — | 0.4～0.5 | — | — | 0.4～0.5 |
| 1～11岁 | 0.7～1.5 | 0.9 | — | 0.7～1.5 | 0.9～1.8 | — |
| 12～49岁 | 1.9～2.1 | 2.3～2.5 | — | 1.9～2.1 | 2.3～2.5 | — |
| 50岁以上 | 2.0 | 2.4 | — | 2.0 | 2.4 | — |
| 孕妇（额外补充量） | | | | +0.3 | +0.4 | — |
| 哺乳期妇女（额外补充量） | | | | +0.7 | +0.8 | — |

《日本饮食摄入标准2015》，日本厚生劳动省。

## 富含维生素B$_{12}$的食品

*根据口号对菜肴进行分类（参见第33页）。

| | 食品名称 | 一次进餐的参考摄取量/g | 成分含有量/μg |
|---|---|---|---|
| Ma | | | |
| Go | | | |
| Ta | | | |
| Ti | 烤海苔，调味海苔 | 3 | 1.7 |
| Wa | 青海苔 | 1 | 0.3 |
| Ya | | | |
| Sa | 牛肝 | 40 | 21.1 |
| | 鲛鳢鱼肝 | 50 | 19.6 |
| | 秋刀鱼 | 150 | 18.6 |
| | 鸡肝 | 40 | 17.8 |
| | 花蛤 | 80 | 16.8 |
| | 红贝 | 100 | 14.8 |
| | 扇贝 | 200 | 11.4 |
| | 鳕鱼子 | 60 | 10.9 |
| | 鲑鱼子 | 17 | 9.2 |
| | 日本鲭 | 80 | 8.5 |
| | 蚬 | 30 | 5.0 |
| Si | | | |
| I | | | |

| 【主食】 | 一次进餐的参考量/g | 成分含有量/μg |
|---|---|---|
| 精米 | 150 | 0 |
| 糙米 | 150 | 0 |

### 怎样合理地摄取维生素B$_{12}$

　　维生素B$_{12}$在动物食品中含量很高，因此素食者更容易出现维生素B$_{12}$缺乏。在植物性食物中，青海苔和岩海苔中的含量相对丰富。大豆发酵食品中也含有少量维生素B$_{12}$。在预防恶性贫血方面，含维生素B$_{12}$和含叶酸的食物一起食用是有效的。

# 叶酸

▶ 叶酸与维生素B₁₂一起参与红细胞的合成，在红细胞合成中必不可少的。
▶ 叶酸参与氨基酸代谢，预防动脉硬化。
▶ 怀孕初期的孕妇应特别注意叶酸缺乏症。

## 和维生素B₁₂一起有助于造血

叶酸是B族维生素中的一种，在蔬菜和海藻等植物性食品以及动物性食品肝脏中的含量丰富。它在体内可被转化为四氢叶酸，可起到辅酶的作用。

叶酸被称为"造血维生素"，与维生素B₁₂一起参与红细胞的形成。二者缺一不可少了任何一个，发生恶性贫血（巨幼红细胞性贫血）的风险都会增加。在维生素B₁₂和必需氨基酸之一的甲硫氨酸合成为含硫氨基酸的高半胱氨酸的过程，以及高半胱氨酸重新合成为甲硫氨酸的过程中都需要叶酸。如果缺乏叶酸，甲硫氨酸的合成将无法进行，血管中的高半胱氨酸增加，这是动脉硬化和动脉血栓形成的原因。

## 叶酸的缺乏和过量

叶酸缺乏会导致出现口腔炎和胃溃疡。特别需要引起注意的是怀孕初期的妇女更需要补充叶酸。叶酸对于核酸的合成是必不可少的，并通过核酸产生的DNA帮助细胞分裂和增殖。在怀孕的早期，细胞反复分裂，这是胎儿成长的重要时期，所需的叶酸量也会增多。因为缺乏叶酸会增加胎儿出现神经管阻塞等先天性畸形的风险，厚生劳动省建议备孕和怀孕的妇女需要从饮食以外的其他来源摄取叶酸。一般不用担心摄取过量。但是，如果大量服用补品，则可能会出现发烧和出现荨麻疹等叶酸过敏反应。

**常见考点**

叶酸

　　叶酸别名是蝶酰基谷氨酸，在研究恶性贫血的预防因子时被发现。1941年，因为菠菜叶中含有这种预防因子，因此，其被称为"叶酸"。

**关键词**

叶酸缺乏症

　　除了孕妇，一般平衡的饮食生活中不需要担心叶酸的缺乏，但要注意，大量喝酒或服用药的人对叶酸的吸收能力会变差。

**小笔记**

神经管阻塞症

　　神经管阻塞症是由于胎儿发育迟缓而导致大脑和脊髓异常的疾病。怀孕初期，叶酸不足会增加胎儿患该病的风险。为了降低风险，日本厚生劳动省于2000年发出通知，有备孕和怀孕的妇女应每天补充400μg叶酸。

## 叶酸的饮食摄取标准/（μg·/d）[1]

| 年龄 | 男性 | | | | 女性 | | | |
|---|---|---|---|---|---|---|---|---|
| | 估算的平均必需值 | 推荐值 | 期望值 | 摄取的上限值[2] | 估算的平均必需值 | 推荐值 | 期望值 | 摄取的上限值[2] |
| 0～11个月 | — | — | 40～60 | — | — | — | 40～60 | — |
| 1～11岁 | 70～150 | 90～180 | — | 200～700 | 70～150 | 90～180 | — | 200～700 |
| 12～49岁 | 190～200 | 230～240 | — | 900～1000 | 190～200 | 230～240 | — | 900～1000 |
| 50岁以上 | 200 | 240 | — | 900～1000 | 200 | 240 | — | 900～1000 |
| 孕妇（额外补充量） | | | | | +200 | +240 | — | — |
| 哺乳期妇女（额外补充量） | | | | | +80 | +100 | — | — |

1 计划怀孕或可能怀孕的妇女，每天应额外服用400μg蝶酰单谷氨酸，以减少胎儿患神经管阻塞的风险。
2 营养品和强化食品中所含的蝶酰单谷氨酸的含量。

《日本饮食摄入标准2015》，日本厚生劳动省。

## 富含叶酸的食品

*根据口号对菜肴进行分类（参见第33页）。

| | 食品名称 | 一次进餐的参考摄取量/g | 成分含有量/μg |
|---|---|---|---|
| Wa | 纳豆 | 50 | 60 |
| | 鹰嘴豆 | 14 | 15 |
| Go | 葵花籽（烤，炒） | 9 | 25 |
| Ta | 蛋黄 | 18 | 25 |
| Ti | | | |
| Wa | 海苔 | 10 | 150 |
| | 烧青苔 | 3 | 57 |
| Ya | 羽衣甘蓝 | 200 | 233 |
| | 西蓝花 | 100 | 210 |
| | 芦笋（水煮） | 100 | 170 |
| | 球芽甘蓝 | 50 | 110 |
| Sa | 鸡肝 | 40 | 520 |
| | 牛肝 | 40 | 1000 |
| Si | 猪肝 | 30 | 800 |
| I | | | |

| 【主食】 | 一次进餐的参考量/g | 成分含有量/μg |
|---|---|---|
| 精米 | 150 | 4 |
| 糙米 | 150 | 13 |

## 甲硫氨酸代谢和叶酸

甲硫氨酸的代谢是在肝脏中进行的。

**甲硫氨酸合成酶**

维生素B$_{12}$，叶酸

为了降低血液中高半胱氨酸的浓度，单独服用叶酸是有效的，但与维生素B$_6$或维生素B$_{12}$一起服用效果更好。

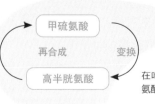

肝脏

甲硫氨酸

再合成 变换

高半胱氨酸

在叶酸和维生素B$_{12}$共同作用下，高半胱氨酸会重新合成为甲硫氨酸。

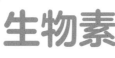

# 生物素

▶ 生物素作为辅酶，可促进糖的回收利用。
▶ 生物素有助于氨基酸的代谢，可维持皮肤和头发等身体组织的健康。
▶ 生物素需要注意的是婴儿容易出现生物素缺乏症。

## 生物素可以预防疲劳和肌肉疼痛

生物素除了可从饮食中摄取外，还可以通过肠道细菌合成。在体内，作为碳硅烷酶的辅酶参与糖质新生（葡萄糖新生）和氨基酸代谢。糖质新生是指葡萄糖产生能量时产生的乳酸在肝脏中重新合成葡萄糖的过程。生物素在这个重新合成的过程中起辅酶的作用，如果生物素缺乏，乳酸就不能重新合成葡萄糖，乳酸的积累可导致出现疲劳和肌肉疼痛。

## 生物素缺乏和过量

氨基酸代谢对于维持皮肤、黏膜、头发等的健康必不可少。当生物素缺乏时，氨基酸代谢会便缓慢，并可出现皮肤粗糙、口腔炎和脱发等症状。生物素缺乏也被认为是婴儿患过敏性皮炎的原因之一。婴儿在肠道内合成生物素的数量少，加上婴儿对生物素的吸收率低，所以婴儿要补充生物素。

如果饮食均衡，一般不必担心出现生物素缺乏症。但是，蛋清中含有一种被称为抗生物素蛋白的蛋白质，这种蛋白质与肠道中的生物素结合会干扰肠道中生物素的吸收。这会引发生物素缺乏症，是引发皮炎的原因之一。这被称为蛋清障碍，当生鸡蛋进食太多时需要多加注意。关于生物素摄取过量的疾病报告很少。

**常见考点**

生物素

生物素作为预防皮肤炎的一种因子于1931年被发现，最初的命名为维生素H。后来发现这个维生素和生物素是同一种物质，因此化学名称就被命名为了生物素。它具有保护皮肤和黏膜的作用，已引起关注。

**关键词**

碳硅酶

它是一种以生物素为辅酶的酶，包括参与糖代谢的丙酮酸碳硅烷酶等一共有四种类型，也被统称为生物素酶群。

**小笔记**

蛋清障碍

蛋清中含有的抗生物素蛋白与生物素结合能力强，使其难以被人体吸收。但是蛋清在加热后会抗生物素蛋白会失去活性而无法与生物素结合。

## 生物素的饮食摄取标准/（μg·/d）

| 年龄 | 男性 | 女性 |
|---|---|---|
| | 期望值 | 期望值 |
| 0～11个月 | 4～10 | 4～10 |
| 1～11岁 | 20～35 | 20～35 |
| 12～49岁 | 50 | 50 |
| 50～70以上（岁） | 50 | 50 |
| 孕妇 | | 50 |
| 哺乳期妇女 | | 50 |

《日本饮食摄入标准2015》，日本厚生劳动省。

## 富含生物素的食品

*根据口号对菜肴进行分类（参见第33页）。

| | 食品名称 | 一次进餐的参考摄取量/g | 成分含有量/μg |
|---|---|---|---|
| Ma | 纳豆 | 50 | 9.1 |
| Go | 杏仁（烤） | 14 | 9 |
| | 葵花籽 | 9 | 8 |
| | 奶油花生 | 8 | 7.6 |
| Ta | 蛋类 | 60 | 15 |
| Ti | | | |
| Wa | 烧海苔 | 3 | 1.4 |
| Ya | | | |
| Sa | 鸡肝 | 40 | 93 |
| | 牛肝 | 40 | 30 |
| | 猪肝 | 30 | 24 |
| | 黄条纹拟鲽 | 100 | 24 |
| | 花蛤 | 80 | 18 |
| | 鳕鱼子（生） | 60 | 11 |
| Si | | | |
| I | | | |

| 【主食】 | 一次进餐的参考量/g | 成分含有量/（μgRAE） |
|---|---|---|
| 精米 | 150 | 0.6 |
| 糙米 | 150 | 3.3 |

## 糖异生（葡萄糖新生）和生物素

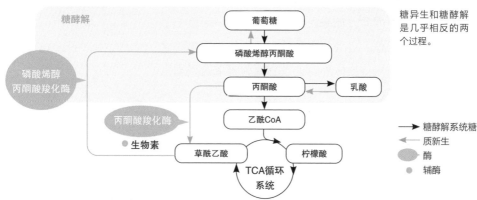

糖异生和糖酵解是几乎相反的两个过程。

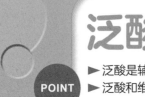

# 泛酸

▶ 泛酸是辅酶CoA的组成成分。
▶ 泛酸和维生素C一起守护皮肤的健康。
▶ 泛酸参与皮质类固醇的合成，有提高抗压能力的作用。

## 泛酸是140多种酶的辅酶

　　泛酸是一种存在于多种食物中，并且容易被人体吸收的维生素。它是辅酶A（CoA）的成分之一，广泛存在于体内，是140多种酶的辅酶。

　　在三种主要营养素的能量代谢中也起着重要作用，在糖代谢过程中，当丙酮酸被转化为乙酰辅酶A时，它是丙酮酸脱氢酶的辅酶。同样，在脂质代谢过程中，脂肪酸转化为酰基CoA时，它是酶的组成成分之一。

　　维生素C对于生产胶原蛋白是必不可少的，而泛酸有助于维生素C提高新陈代谢及保护皮肤的健康。泛醇是泛酸的前体，可以用来治疗皮肤炎症和烧伤。泛醇在体内可被转化为泛酸。

## 泛酸的缺乏和过量

　　泛酸还参与皮质类固醇的合成，还可以提高人体的抗压能力。因此，如果缺乏泛酸，可能出现沮丧、疲惫等症状。但是由于泛酸存在于很多食物中，并且还可以在肠道中合成，因此，如果饮食均衡的话，一般就不必担心有泛酸缺乏症。另外，泛酸是水溶性维生素，多余的泛酸会随着尿液排出体外。也没有因为摄取过量而危害健康的报道。

### 常见考点

泛酸

　　在希腊语中意为"无处不在"。顾名思义，它存在于多种食品中。甚至可以由肠道细菌合成。

　　以前泛酸被称为维生素B$_5$。

### 关键词

辅酶A（CoA）

　　泛酸是它的成分之一。参与糖和脂质的代谢。一般情况下，以乙酰CoA或乙酰CoA的形式存在于体内。

### 小笔记

肾上腺皮质激素

　　肾上腺皮质分泌激素的总称。参与各种生理活动，例如免疫反应、血糖水平升高以及水和矿物质的代谢等。

## 泛酸的饮食摄取标准/（μg·/d）

| 年龄 | 男性 | 女性 |
|---|---|---|
| | 期望值 | 期望值 |
| 0～11个月 | 3～4 | 3～4 |
| 1～11岁 | 3～6 | 3～6 |
| 12～49岁 | 5～7 | 4～6 |
| 50岁以上 | 5 | 5 |
| 孕妇（额外补充量） | | 5 |
| 哺乳期妇女（额外补充量） | | 5 |

《日本饮食摄入标准2015》，日本厚生劳动省。

## 富含泛酸的食品

*根据口号对菜肴进行分类（参见第33页）。

| | 食品名称 | 一次进餐的参考摄取量/g | 成分含有量/mg |
|---|---|---|---|
| Ma | 纳豆（以捣碎的大豆为原料） | 50 | 2.14 |
| | 纳豆（以大豆为原料） | 25 | 0.39 |
| Go | 花生 | 9 | 8 |
| Ta | 蛋黄 | 18 | 0.78 |
| Ti | 牛乳 | 210 | 1.13 |
| Wa | | | |
| Ya | | | |
| Sa | 鸡肝 | 40 | 4.4 |
| | 带子鲽鱼 | 130 | 3.1 |
| | 牛肝 | 40 | 2.56 |
| | 猪肝 | 30 | 2.16 |
| | 鳕鱼子（生） | 60 | 2.21 |
| | 鳗鱼（蒲烧） | 100 | 1.29 |
| Si | 干香菇（干） | 8 | 0.48 |
| I | | | |

【主食】

| | 一次进餐的参考量/g | 成分含有量/mg |
|---|---|---|
| 精米 | 150 | 0.33 |
| 糖米 | 150 | 0.85 |

## 能量代谢和泛酸

在糖代谢中，其作为丙酮酸脱氢酶的辅酶CoA的成分，而在脂质代谢中，作为与CoA酶的成分。

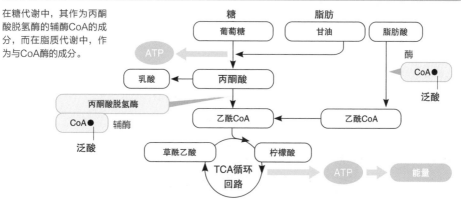

# 维生素C

▶ 随着血液循环，维生素C被输送全身各组织，保护组织不受活性氧的侵害。

▶ 维生素C合成胶原蛋白所必需的成分，对于维持皮肤、黏膜和骨骼健康至关重要。

▶ 维生素C是帮助合成皮质类固醇，缓解压力。

## 维生素C的抗氧化作用可防止衰老和疾病

当维生素C在小肠中被吸收后，它就以抗坏血酸的形式存在于血液中，通过血液循环被输送到整个人体组织中。

它的特点是具有很强的抗氧化作用，有从氧化物中去除氧（氧化还原）的作用。氧气对于人体来说是必不可少的，但是当它在紫外线或压力下转变为活性氧（自由基）时，就会氧化体内的细胞，引起衰老并出现各种疾病。斑点、皱纹、动脉硬化、癌症等也是由氧化作用所带来的不良影响。维生素C的抗氧化作用可用来防止这些情况的发生。

维生素C在胶原蛋白的合成过程中也是必不可少的。胶原蛋白占整个体内蛋白质的30%，可保持皮肤、黏膜和骨骼强壮。因此，维生素C被认为是美容必不可少的维生素。

维生素C还有助于人体在受到压力时分泌皮质激素。压力大时会增加维生素C的消耗，因此注意摄取足够的维生素C。

如果维生素C摄入不足，胶原蛋白的合成过程将被延迟，皮肤将失去张力和光泽。长期缺乏维生素C毛细血管会变脆弱，引起牙龈和皮肤出血。维生素C还可以增强肠道对铁的吸收，如果维生素C不足，影响机体对铁的吸收，更有可能发展为缺铁性贫血。维生素C从尿液中排出，因此无须担心摄取过量。

📖 常见考点

维生素C

1920年从橙汁中提取的一种预防坏血病的预防因子，后来被称为维生素C。化学名称是抗坏血酸。

🔒 关键词

坏血病

坏血病是毛细血管变弱，皮肤和牙龈等器官容易出血的疾病。坏血病曾是一种会导致水手死亡的疾病。

## 维生素C的饮食摄取标准/（mg·/d）

| 年龄 | 男性 | | | 女性 | | |
|---|---|---|---|---|---|---|
| | 估算的平均必需值[1] | 推荐值 | 期望值 | 估算的平均必需值[1] | 推荐值 | 期望值 |
| 0~11个月 | — | — | 40 | — | — | 40 |
| 1~11岁 | 30~60 | 35~75 | — | 30~60 | 35~75 | — |
| 12~49岁 | 80~85 | 100 | — | 80~85 | 95~100 | — |
| 50岁以上 | 85 | 100 | — | 85 | 100 | — |
| 孕妇（额外补充量） | | | | +10 | +10 | — |
| 哺乳期妇女（额外补充量） | | | | +40 | +45 | — |

1 估计的平均需求量不是为了避免坏血病，而是从预防心血管疾病和抗氧化作用效果的角度而算出的。

《日本饮食摄入标准2015》，日本厚生劳动省。

## 富含维生素C的食品

*根据口号对菜肴进行分类（参见第33页）。

| | 食品名称 | 一次进餐的参考摄取量/g | 成分含有量/mg |
|---|---|---|---|
| Ma | | | |
| Go | | | |
| Ta | | | |
| Ti | | | |
| Wa | 烤海苔，调味海苔 | 3 | 6 |
| Ya | 彩椒 | 130 | 256 |
| | 针叶樱桃果汁（含10%果汁） | 200 | 200 |
| | 羽衣甘蓝 | 200 | 157 |
| | 苦瓜 | 125 | 81 |
| | 柿子 | 125 | 80 |
| | 猕猴桃 | 100 | 59 |
| | 球芽甘蓝（水煮） | 50 | 55 |
| | 西蓝花（水煮） | 100 | 54 |
| | 草莓 | 75 | 45 |
| | 莱姆汁 | 35 | 10 |
| Sa | 辣鳕鱼子 | 60 | 46 |
| Si | | | |
| I | | | |

| 【主食】 | 一次进餐的参考量/g | 成分含有量/mg |
|---|---|---|
| 精米 | 150 | 0 |
| 糙米 | 150 | 0 |

## 如何更好地摄取维生素C

维生素C在绿色和黄色蔬菜和水果中含量丰富，易溶于水，并且对光和热敏感，因此，蔬菜水果新鲜的时候用水洗净后生吃，损失会更少。在水煮蔬菜时，将煮汁一起食用，可以摄取溶解在汤汁中的维生素C。当与有高抗氧化能力的含维生素E的食物一起烹饪时，由于存在协同作用，抗氧化能力将增加。

# 对于饮食教育，实践比课堂教学更有效

在1900年代后期，孩子独自一个人吃饭成了一个社会问题，当服部营养学校的校长服部幸应先生指出了关于饮食的六个问题后，饮食问题成了引人注目的话题。这6个问题是指，一个人单独吃饭的"孤独进食"，每个家庭成员分别用餐的"个别进食"，仅吃相同食物的"固定进食"，进食量很少的"少进食"。以面包为中心的高脂肪高蛋白的西餐"面粉饮食"，还有一种是喜欢多盐重味道食品的"重口味饮食"。

这之后，日本对全国范围的饮食教育状况进行了调查，并于2005年制定了饮食教育基本法。2007年，根据《食品教育促进基本计划》在日本全国雇用了近2000名营养教师，并在2008年通过了《学校供餐法》，该法决定学校的午餐材料要使用当地农产品。

从那时起，每个地区和学校都做出了各种努力。其中最有成效的是烹饪和种植蔬菜的亲身体验。孩子们自己设计营养均衡的菜单，并且亲手做料理。通过这个活动，孩子们对饮食产生了兴趣，并且愿意在家庭内部一起讨论饮食。在减少不吃饭率和剩饭率方面有具体的报告数据。此外，通过种植稻米和种植蔬菜，孩子们体会到食材的来之不易，观察植物的成长体会收获的快乐，这也增加了他们对食材的兴趣，克服了挑食的毛病，变得喜欢蔬菜了，这有益健康。

对于饮食教育，比课堂教育更有效的是体验教学。不只是学校，家长和社区的共同参与也很重要。

第 **6** 章

# 矿物质和其他营养素的作用

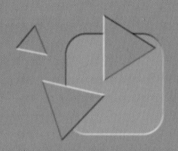

| 钙 | 钾 | 锌 | 钼 |
| 磷 | 铁 | 锰 | 硒 |
| 镁 | 铜 | 碘 | 铬 |

钠和氯

注 本书第5章和第6章中列出的成分含量是根据《日本食品标准成分表2015》（第七版）为基础计算的，以每种食品一份饮食标准量与100克的比例计算。例如，对于维生素E"鮟鱇鱼/肝脏"（第107页），假设一份的标准含量为50克，则100g的比例为50÷100 = 0.5。由于每100g可食部分的维生素E的值为13.8mg，因此将其成分含量乘以0.5，成分量就是6.9mg。

# 钙

**POINT**
- ▶ 99%的钙存在于骨骼和牙齿中，1%存在于血液和体液中。
- ▶ 骨骼每天都要重组，必须提供维持生命所需的钙供应。
- ▶ 钙是日本人容易缺乏的营养素之一，需要用心摄取。

## 钙对于形成强健的牙齿和骨骼还有在生命的维持上都是不可欠缺的

钙是人体中含量最多的矿物质，成人的人体中大约含有1kg的钙。其中99%存在于骨骼和牙齿等硬组织中，其余1%存在于血液和体液中。在制造骨骼的成骨细胞和破坏骨骼的坏骨细胞的作用下，骨骼每天都在一点一点地被重建。骨头变老会失去弹性并变脆，因此我们需要每天一点点重建骨骼来保持其弹性和强度。钙对于血液的凝固，心脏的肌肉收缩以及酶的活化等的作用也是必不可少的。因此，血液中钙的浓度始终保持恒定，并且当机体需要钙时，钙会从骨骼中溶解出来，多余的钙会储存在骨骼中。为此，也需要重新制造骨骼。

如果钙不足，特意储存在骨骼里的钙就会被用掉。若这种情况一直持续的话，骨量会减少，引起骨软化症和骨质疏松症。另外，钙被称为天然的精神安定剂，有抑制焦虑和沮丧的效果。如果钙含量不足，人容易出现精神不安的症状。

钙是日本人缺乏的营养物质之一。磷会妨碍钙的吸收，所以应避免使用含大量磷的加工食品和零食，尝试摄取钙吸收率高的乳制品。另外，镁对于骨骼重塑很重要。要构建坚固的骨骼，最佳的钙和镁比例应为2：1～3：1。

 **常见考点**

**成骨细胞**

成骨细胞是存在于骨组织表面的造骨细胞。分泌胶原蛋白等蛋白质，这些蛋白质是骨骼的基础，当这些蛋白质附着在血液中的钙上时，就会产生新的骨骼。

**破骨细胞**

它通过酶溶解旧的骨钙和胶原蛋白，并将它们重新返回血液中。当激素失衡时，它们可能会溶解多余的钙。

 **关键词**

**骨质疏松症**

骨质疏松症是一种疾病，骨量减少，骨头变脆，人更容易发生骨折。绝经后的女性由于体内可以增加钙的吸收率的雌激素变少，导致骨质疏松的发病率增大。

## 钙的摄取标准/（mg/d）

| 年龄 | 男性 | | | | 女性 | | | |
|---|---|---|---|---|---|---|---|---|
| | 估算的平均必需值 | 推荐值 | 期望值 | 摄取的上限值 | 估算的平均必需值 | 推荐值 | 期望值 | 摄取的上限值 |
| 0~11个月 | — | — | 200~250 | — | — | — | 200~250 | — |
| 1~11岁 | 350~600 | 450 | — | — | 350~600 | 400~750 | — | — |
| 12~49岁 | 550~850 | 650~1000 | — | 2500 | 550~700 | 800 | — | 2500 |
| 50岁以上 | 600 | 700 | — | 2500 | 550 | 650~800 | — | 2500 |
| 孕妇 | | | | | — | — | — | — |
| 哺乳期妇女 | | | | | — | — | — | — |

《日本饮食摄入标准2015》，日本厚生劳动省。

## 含钙量高的食品

*根据口号对菜肴进行分类（参见第33页）。

| | 食品名称 | 一次进餐的参考摄取量/g | 成分含有量/mg |
|---|---|---|---|
| Ma | 豌豆（咸味豆） | 12 | 156 |
| | 油豆腐 | 15 | 45 |
| Go | 芝麻（烤） | 6 | 72 |
| Ta | | | |
| Ti | 牛乳 | 210 | 227 |
| | 埃丹干酪 | 30 | 198 |
| | 卡蒙贝尔干酪 | 30 | 138 |
| Wa | 干羊栖菜 | 4 | 40 |
| Ya | 羽衣甘蓝 | 200 | 427 |
| | 白萝卜缨 | 90 | 196 |
| Sa | 海米 | 6 | 568 |
| | 泥鳅 | 40 | 440 |
| | 西太公鱼 | 75 | 339 |
| | 鱼干 | 10 | 220 |
| | 柳叶鱼 | 54 | 177 |
| Si | | | |
| I | | | |

| 【主食】 | 一次进餐的参考量/g | 成分含有量/mg |
|---|---|---|
| 精米 | 150 | 4 |
| 糙米 | 150 | 9 |

### 如何更好地摄取钙

由于钙的吸收率低，因此需要有效地摄入钙。乳制品中的钙吸收率为50%，小鱼中的钙的吸收率为30%，绿黄色蔬菜和海藻钙的吸收率为约20%。鱼中富含的维生素D，有助于提高钙的吸收率，增强并有助于钙沉积在骨骼上，我们可以设计一个鱼加乳制品的食谱。另外，进行15分钟的日光浴，皮肤下会产生维生素D。同时适度运动会激活成骨细胞，因此在阳光下锻炼可提高钙的利用效率。

# 磷

**POINT**
► 磷是骨骼的重要组成部分，但是磷摄取过多则会导致骨骼变弱。
► 磷作为细胞膜和核酸的组成成分存在于全身的细胞中。
► 磷和钙之间的理想平衡为1：1～1：2。

## 广泛参与各种生命活动

磷是继钙之后体内含量最高的矿物质。大约占成年人体重的10%。其中80%的磷，和钙、镁一起存在于骨骼和牙齿中。剩下的15%，和蛋白质、脂肪、糖等结合成为有机磷化合物，作为细胞膜和核酸的构成成分存在于全身细胞中。另外，磷还作为让能量代谢顺利进行的辅酶和糖酵解系统·TCA回路过程中生成的ATP的主要成分。

## 相比摄取不足更需要注意的是摄取过量

磷摄取不足，血液中的磷浓度下降，会使人出现食欲不振、体重减轻、集中力低下等症状。但是，磷在肉类、鱼类、大豆等的蛋白质里大量存在，人体的吸收率也高，一般不用担心摄取不足的问题。甚至可以说，在现在的饮食生活中，摄取过量才是问题。这是因为含有磷的磷酸盐作为食品添加剂广泛地用于加工食品和方便食品中，人们摄取的机会很多。

磷的摄取过量，骨骼中的钙容易从血液中溶出，妨碍骨骼的形成，磷既是骨骼形成不可缺少的成分又有让骨骼脆化的作用。磷和钙的比例在1：1～1：2是比较理想的。而且，磷还妨碍铁的吸收，可引起贫血。磷的长期过量摄取会导致肾脏中调节血磷浓度的副甲状腺激素（PTH）过剩分泌，增加发生肾功能不全的风险。

 **关键词**

**副甲状腺激素（PTH）**

大量摄取磷导致血液中磷的浓度变高时，副甲状腺分泌的激素，会抑制肾脏对磷的吸收，调整血液中的磷浓度回复到正常范围。

**磷酸盐**

这是为了增加加工食品的保水力和结着力，可提升口感的食品添加剂。常用在火腿、香肠、鱼肉肠、面条里的咸水等。

## 磷的饮食摄取标准/（mg/d）

| 年龄 | 男性 | | 女性 | |
|---|---|---|---|---|
| | 期望值 | 摄取的上限值 | 期望值 | 摄取的上限值 |
| 0~11个月 | 120~260 | — | 120~260 | — |
| 1~11岁 | 500~1100 | — | 500~1000 | — |
| 12~49岁 | 1000~1200 | 3000 | 800~1100 | 3000 |
| 50岁以上 | 1000 | 3000 | 800 | 3000 |
| 孕妇（额外补充量） | | | 800 | — |
| 哺乳期妇女（额外补充量） | | | 800 | — |

《日本饮食摄入标准2015》，日本厚生劳动省。

## 含磷量多的食品

*根据口号对菜肴进行分类（参见第33页）。

| | 食品名称 | 一次进餐的参考摄取量/g | 成分含有量/mg |
|---|---|---|---|
| Ma | 干冻豆腐 | 30（2个） | 282 |
| Go | 腰果（加工后） | 15（10粒） | 74 |
| | 杏仁（加工后） | 14（10粒） | 67 |
| Ta | 鸡蛋 | 60（1个） | 92 |
| Ti | 牛乳 | 210（1杯） | 192 |
| | 酸乳 | 100（1杯） | 100 |
| | 加工干酪 | 10（5mm厚，1片） | 73 |
| Wa | 烤海苔，有味海苔 | 3（小片10片） | 21 |
| Ya | | | |
| Sa | 红金眼鲷 | 80（1块） | 392 |
| | 鳕鱼子（烤） | 50（2块） | 244 |
| | 鱼干 | 10（5条） | 150 |
| | 香鱼 | 55（1尾） | 110 |
| | 乌贼干 | 10（5块） | 100 |
| Si | | | |
| I | | | |

| 【主食】 | 一次进餐的参考量/g | 成分含有量/mg |
|---|---|---|
| 精米 | 150 | 44 |
| 糙米 | 150 | 169 |

## 如何更好地摄取磷

　　如果磷摄取过量，会妨碍钙和铁的吸收，导致骨量的减少和贫血。成长期的儿童和骨量不足的老人，容易贫血的人，尽力避免进食加工食品和速食加工食品这类含磷高的食品，应多进食钙和铁含量高的食品。

# 镁

▶ 镁是可以作为酶激活和辅酶的重要矿物质。
▶ 镁和钙一起，参与骨骼形成、肌肉收缩和神经传递。
▶ 镁和钙的理想比例在1：2～1：3。

## 存储在骨骼中，并根据需要使用

体内大约存在着20～25g镁，其中约60%和钙、磷一起组成骨骼和牙齿，30%～40%的镁存在于肌肉、大脑、神经等中。

镁作为辅酶，可促进300多种酶的活化，并且是能量代谢中的重要矿物质。在骨骼形成过程中，它有助于钙沉积在骨骼中。当血液中的镁缺乏时，镁会通过激素的作用从骨骼中溶出，以此来保持血液中镁浓度的恒定。由于这种激素也同样作用于钙，于是钙也同时会被溶出，从而引发骨质的流失。所以，为了骨骼健康，镁和钙最好同时摄取，理想的摄取比例是1：2～1：3。

镁和钙的关系密切，在心脏和血管的肌肉收缩和神经传递中都密切相关。当钙进入肌肉细胞时，肌肉收缩，当镁排出细胞内的钙时，肌肉放松。通过这样的作用，血管的平滑肌收缩和松弛，血压得到控制。心肌等其他肌肉的收缩，神经传导也是通过同样的作用进行的。

## 镁的缺乏症和过剩症

镁不足除了会引起骨质疏松外，还会使人出现食欲不振、沮丧、疲劳感、抽筋、心脏疾患等病症。关于镁的过剩问题，需要注意的是大量摄取营养品的时候，会引起拉肚子。

 **关键词**

**血管平滑肌**

血管最外层的外膜的内侧有管状排列的肌肉细胞。在动脉血管中，这些肌肉细胞的排列会特别密集，形成中膜。当钙进入时，血管平滑肌收缩。

**心脏病**

由于肌肉的收缩作用，当镁缺乏时，钙不能向细胞外流出中，并且会越来越多地积累，从而引起平滑肌收缩。这容易引发心绞痛和心肌梗死。

## 镁的饮食摄取基准/（mg/d）

| 年龄 | 男性 | | | | 女性 | | | |
|---|---|---|---|---|---|---|---|---|
| | 估算的平均必需值 | 推荐值 | 期望值 | 摄取的上限值[1] | 估算的平均必需值 | 推荐值 | 期望值 | 摄取的上限值[1] |
| 0~11个月 | — | — | 20~60 | — | — | — | 20~60 | — |
| 1~11岁 | 60~180 | 70~210 | — | — | 60~180 | 70~220 | — | — |
| 12~49岁 | 250~310 | 290~370 | — | — | 230~260 | 270~310 | — | — |
| 50岁以上 | 270~290 | 320~350 | — | — | 220~240 | 270~290 | — | — |
| 孕妇（额外补充量） | | | | | +30 | +40 | | |
| 哺乳期妇女（额外补充量） | | | | | — | | | |

1 不通过食物摄取时，摄取上限为成人350mg/d，
儿童为5mg/（kg体重·d）。通过食物摄取则没有上限。

《日本饮食摄入标准2015》，日本厚生劳动省。

## 镁的饮食摄取基准/（mg/d）

*根据口号对菜肴进行分类（参见第33页）。

| | 食品名称 | 一次进餐的参考摄取量/g | 成分含有量/mg |
|---|---|---|---|
| Ma | 纳豆 | 50（1盒） | 50 |
| | 豆酱 | 18（1大勺） | 23 |
| | 油豆腐 | 12（1/2片） | 20 |
| Go | 杏仁（加工后） | 14（10粒） | 38 |
| | 葵花籽（加工后） | 9（1大勺） | 35 |
| Ta | | | |
| Ti | | | |
| Wa | 石莼属的绿藻 | 5 | 56 |
| | 青海苔 | 2（1大勺） | 26 |
| | 干羊栖菜 | 4（1大勺） | 26 |
| Ya | | | |
| Sa | 海参 | 50（1/4头） | 64 |
| | 海米 | 6（1大勺） | 42 |
| | 鱼干 | 10（5尾） | 23 |
| | 乌贼干 | 10（5块） | 17 |
| Si | | | |
| I | | | |

| 【主食】 | 一次进餐的参考量/g | 成分含有量/mg |
|---|---|---|
| 精米 | 150 | 9 |
| 糙米 | 150 | 64 |

### 如何更好地摄取镁

　　当大量摄入酒精，压力较大的时候，都会消耗镁，导致镁不足。饮酒或者沮丧时，应多进食些含镁量高的食品，例如荞麦、大豆、豆腐等豆制品、杏仁和开心果等。特别推荐除了含有镁之外还含有钙的豆腐和油炸豆皮。

# 钠和氯

POINT
► 食盐在体内被分解为钠离子和氯离子。
► 钠和氯，有维持体液渗透压的作用。
► 钠可协助钾一起维持pH平衡。

## 作为体液的主要成分维持生命活动

盐（氯化钠，分子式=NaCl）和各种含盐调味料中都含有钠（Na）和氯（Cl）。盐进入人体后，会分解为钠离子（Na⁺）和氯离子（Cl⁻），几乎所有的盐都从小肠吸收。

钠和氯是以离子的形态存在于细胞间的细胞间液和血液中的血浆等体液中的。体液的盐分浓度（渗透压）一般维持在0.9%左右，这个浓度是通过钠和钾来调节的。钠在细胞外液，钾在细胞外液中大量存在，通过激活一种叫作钠钾泵的酶来保持渗透压的恒定。

另外，钾和钠也会一起作用，让体液保持在pH 7.4左右。钠的含量高时，钠会通过血液被输送到肾脏，经过肾小球的过滤，把多余的钠通过尿液排出体外。除此之外，钠对于肌肉收缩、神经传导的正常进行也发挥着作用。

氯作为胃液中盐酸的主要成分，可激活胃蛋白酶的活性并促进蛋白质的分解。

## 钠的不足和过剩

传统习惯上，日本人有盐摄入过量的倾向。因此，正常饮食一般不会引起钠摄取不足。钠摄取过多，会容易引起浮肿、高血压和肾脏疾病。另外，因为有增加患胃癌的风险，请控制盐的摄入。

### 常见考点

**食盐**

也就是食用盐。盐是钠和氯的化合物。又叫氯化钠。因为钠和氯是按照一定的比例结合的，因此盐当量由食品中的钠含量通过以下公式换算。钠（mg）×2.54÷1000=盐当量（g）。天然盐（包括由海水和岩盐制成的盐）与纯盐相比，还含有镁（Mg）等各种矿物质。

### 关键词

**钠钾泵**

钠钾泵是一种存在于细胞膜中的蛋白质酶，为了维持细胞的渗透压，钠从细胞内转出到细胞外，把钾从细胞外转入到细胞内。

**pH**

表示水溶液的酸碱度。7为中性，大于7为碱性，小于7为酸性。血液等体液的pH保持在7.4（±0.05）。

## 钠的摄取标准/（mg/d）

| 年龄 | 男性 | | | 女性 | | |
|---|---|---|---|---|---|---|
| | 估算的平均<br>必需值 | 期望值 | 目标值 | 估算的平均<br>必需值 | 期望值 | 目标值 |
| 0～11个月 | — | 100（0.3）～600（1.5） | — | — | 100（0.3）～600（1.5） | — |
| 1～11岁 | — | — | 3.0～6.5 | — | — | 3.0～7.0 |
| 12～49岁 | — | — | 小于8 | 600（1.5） | — | 小于7 |
| 50岁以上 | 600（1.5） | — | 小于8 | 600（1.5） | — | 小于7 |
| 孕妇（额外补充量） | | | | — | — | — |
| 哺乳期妇女<br>（额外补充量） | | | | — | — | — |

注：括号里是食盐当量（g/日）　　　　　　　　　　　《日本饮食摄入标准2015》，日本厚生劳动省。

## 含钠量多的食品

*根据口号对菜肴进行分类（参见第33页）。

| | 食品名称 | 一次进餐的参考摄取量/g | 成分含有量/mg | 食盐相当量/g |
|---|---|---|---|---|
| Ma | 红色大酱 | 18 | 918 | 2.3 |
| | 豆酱 | 18 | 774 | 2.0 |
| Go | | | | |
| Ta | | | | |
| Ti | 蓝纹干酪 | 40 | 600 | 1.5 |
| Wa | 裙带菜 | 5 | 475 | 1.2 |
| Ya | 腌黄瓜 | 43 | 850 | 2.2 |
| | 腌芥菜 | 30 | 828 | 2.1 |
| Sa | 鳕鱼子（生） | 60 | 1080 | 2.8 |
| | 鱼肉肠 | 95 | 770 | 2.0 |
| | 海胆粒 | 15 | 495 | 1.3 |
| | 腌乌贼 | 20 | 540 | 1.4 |
| | 生火腿（长期腌制） | 24 | 528 | 1.2 |
| | 咸鲑鱼 | 60 | 432 | 1.1 |
| | 鱼片 | 15 | 405 | 1.0 |
| Si | | | | |
| I | | | | |

| 【主食】 | 一次进餐的参考量/g | 成分含有量/mg |
|---|---|---|
| 精米 | 150 | 9 |
| 糙米 | 150 | 64 |

## 降低食盐摄取标准

　　《日本饮食摄入标准2015》，从预防高血压的角度出发，比2010年版的建议摄取量食盐当量的数值降低了。18岁以上男性每天的摄取量从9g以下降低到8g以下。18岁以上女性的摄取量从7.5g以下降低到7g以下。

# 钾

**POINT**
► 大约98%的钾离子存在于细胞内液中，其余的大约2%的存在于细胞外液中。
► 钾与钠一起使用，可保持细胞渗透压和pH恒定。
► 钾促进尿中钠的排泄并抑制血压的上升。

## 钾与钠一起调节体液

钾在蔬菜和水果中含量丰富，几乎全部从小肠吸收。在体内，细胞内液中含有约98%的钾离子，细胞外液中含有约2%的钾离子。

细胞内外的渗透压几乎保持恒定，调节它的是钾离子和钠离子。钠离子在细胞外液中含量很高，当钠离子在细胞内增加时，由于钠钾泵的作用，钠离子会从细胞中移出到细胞外，钾离子会从细胞外移入细胞内，以保持平衡。

另外，钾和钠共同作用可保持体液中的pH恒定，并促进肌肉收缩和神经传递。

## 注意脱水以防止缺钾

钾抑制肾脏中钠的重吸收，促进钠向尿中的排泄，并抑制血压升高。因此，适当摄入钾可以预防高血压。

正常饮食的话，不太可能缺乏钾。但是，如果由于慢性腹泻、呕吐、运动、中暑等原因而脱水时身体就会缺钾，身体会虚弱，并且容易出现食欲不振、头昏眼花和全身不适症状。只要肾脏功能正常，就不必担心钾的摄取过量问题。

 **常见考点**

**钠的重吸收**

血液中的钠离子被肾脏的肾小球过滤，并从原尿中排出，但其中的大部分在肾小管中被重新吸收。钾离子数量多会阻止钠离子的重吸收，从而减少血液中钠的含量，可以防止血压升高。

 **小笔记**

**钠钾比**

体内的钾含量稍微高一点，钾：钠的理想摄入量为1~2：1。如果钾的比例太低，会增加高血压的风险，过低异常心跳的风险就会增加。

## 钙食摄取标准/（mg/d）

| 年龄 | 男性 | | 女性 | |
|---|---|---|---|---|
| | 期望值 | 标准值 | 期望值 | 标准值 |
| 0~11个月 | 400~700 | — | 400~700 | — |
| 1~11岁 | 900~1900 | 6~11岁 1800~2200以上 | 800~1800 | 6~11岁 1800~2000以上 |
| 12~49岁 | 2400~2800 | 2600~3000以上 | 2000~2200 | 2400~2600以上 |
| 50岁以上 | 2500 | 3000以上 | 2000 | 2600以上 |
| 孕妇 | | | 2000 | — |
| 哺乳期妇女 | | | 2000 | — |

《日本饮食摄入标准2015》，日本厚生劳动省。

## 含钙量多的食品

*根据口号对菜肴进行分类（参见第33页）。

| | 食品名称 | 一次进餐的参考摄取量/g | 成分含有量/mg |
|---|---|---|---|
| Ma | 纳豆 | 50（1盒） | 330 |
| | 煮红小豆 | 36（3大勺） | 165 |
| Go | 煮栗子 | 95（5个） | 345 |
| Ta | | | |
| Ti | 脱脂乳 | 6（1大勺） | 108 |
| Wa | 干羊栖菜 | 4（1大勺） | 256 |
| Ya | 羽衣甘蓝 | 200（1片） | 815 |
| | 腌制黄瓜 | 43（1/2根） | 247 |
| | 煮菠菜 | 50（1/4把） | 245 |
| Sa | 真鲷 | 250（一小条） | 550 |
| | 鲣鱼 | 100 | 430 |
| | 剑旗鱼 | 100（1块） | 400 |
| | 鳟鱼 | 100（1块） | 400 |
| | 蓝点马鲛鱼 | 65（1块） | 384 |
| | 日本竹笑鱼 | 110（1条） | 343 |
| Si | | | |
| I | | | |

| 【主食】 | 一次进餐的参考量/g | 成分含有量/mg |
|---|---|---|
| 精米 | 150 | 38 |
| 糙米 | 150 | 124 |

### 如何更好地摄取钾

　　钾在蔬菜和水果中含量丰富，但耐热性差，煮沸后损失约30%。对于含钾高的蔬菜水果，最好生吃或煮后连汤汁一起食用。就大酱汤而言，添加蔬菜的种类越多，就有可能更好地获得钠和钾的良好平衡。

# 铁

**POINT**
- ▶ 铁是血红蛋白的主要成分,有把氧气输送到全身的作用。
- ▶ 如果体内铁含量不足,就会使用储存在肝脏和骨髓中的铁,初期症状不显著。
- ▶ 铁的吸收率很低,血红素铁的吸收率为10%~20%,非血红素铁的吸收率仅为2%~5%。

## 女性可能因为月经过多导致的铁不足

铁在成人体内有2~4g,这其中大约65%是血红蛋白的主要成分,它接收从肺部吸收的氧气,并将其输送到全身的组织。还有30%的铁在肝脏、骨髓、脾脏等内储存。剩下的5%,作为酶的组成部分协助新陈代谢,对肌肉细胞中的氧气存储和搬运。

红细胞的寿命约为120d,寿命终了时会在脾脏中被破坏,但红细胞中所含的铁可在体内被再利用。但是,由于月经期间铁会随着月经从体内排出,所以女性往往容易缺铁。

## 血红素铁和非血红素铁和维生素C的吸收

食品中含有的铁包括鱼肉的红肉和肝脏中含有的血色素铁,及大豆、鸡蛋、绿黄色蔬菜中含有的非血红色素铁的两种。这两种铁的特征是血红素铁的吸收率为10%~20%,非血红素铁的吸收率为2%~5%。特别是吸收率很低的非血红素铁,和血红素铁、维生素C一起摄取的话吸收率会变高,因此要注意摄取方式。

若体内的铁含量不足,机体最初会利用存储在肝脏里的铁,没有什么初期症状。但是,如果铁不足一直持续的话,引发缺铁性贫血,会出现头晕气短、头疼、食欲不振等症状出现。特别是女性,据说成年女性中每5个人就有一个人贫血,一定要注意摄取铁。若常规饮食的话,不会存在过量摄取的问题。

**红细胞**

在骨骼造血干细胞分裂和成熟的过程中会产生红细胞。在红细胞成熟过程中也需要铁,当铁缺乏时,红细胞就会缺乏,导致出现贫血。

**血红蛋白**

血红蛋白含红色素的血红素和蛋白质的复合物。它与来自肺部的氧气结合时会变成红色,在末梢神经释放氧气时会变成深红色。

**小笔记**

**铁的摄取过量**

过量摄入用于治疗缺铁性贫血的铁剂,可能导致便秘、胃肠道疾病和肝功能异常(血色素沉着症)。它还促进自由基的产生,因此在肝硬化期间通过放血疗法(将血液排出体外)来减少体内的铁。

## 铁的食摄取标准/（mg/d）[1]

| 年龄 | 男性 | | | | 女性 | | | | | |
|---|---|---|---|---|---|---|---|---|---|---|
| | | | | | 没有月经 | | 有月经 | | | |
| | 估算的平均必需值 | 推荐值 | 期望值 | 摄取的上限值 | 估算的平均必需值 | 推荐值 | 估算的平均必需值 | 推荐值 | 期望值 | 摄取的上限值 |
| 0~5个月 | — | — | 0.5 | — | — | — | — | — | 0.5 | — |
| 6~11个月 | 3.5 | 5.0 | — | — | 3.5 | 4.5 | — | — | — | — |
| 1~9岁 | 3.0~6.0 | 4.5~8.0 | — | 25~35 | 3.0~6.0 | 4.5~8.5 | — | — | — | 20~35 |
| 10~14岁 | 7.0~8.5 | 10~11.5 | — | 35~50 | 7.0 | 10.0 | 10.0 | 14.0 | — | 35~50 |
| 15~69岁 | 6.0~8.0 | 7.5~9.5 | — | 50~55 | 5.0~5.5 | 6.5~7.0 | 8.5~9.0 | 10.5 | — | 40 |
| 70岁以上 | 6.0 | 7.0 | — | 50 | 5.0 | 6.0 | — | — | — | 40 |
| 孕妇（额外补充量） 中期·后期 | | | | | 初期+2.0 +12.5 | 初期+2.5 +15.0 | | | | |
| 哺乳期妇女（额外补充量） | | | | | +2.0 | +2.5 | | | | |

1 此标准的适用对象不包括月经过多（一次的经血量超过80mL）的人。　　《日本饮食摄入标准2015》，日本厚生劳动省。

## 含铁量多的食品

*根据口号对菜肴进行分类（参见第33页）。

| | 食品名称 | 一次进餐的参考摄取量/g | 成分含有量/mg |
|---|---|---|---|
| Ma | 蔬菜和豆腐的油炸物 | 100（1片） | 3.6 |
| | 大福豆 | 35（5粒） | 1.8 |
| Go | 腰果（加工过） | 5（10粒） | 0.7 |
| Ta | 蛋黄 | 18（1个） | 1.1 |
| Ti | | | |
| Wa | 岩海苔（干燥） | 10（1片） | 4.8 |
| | 干羊栖菜（铁锅干燥） | 4（1大勺） | 2.3 |
| Ya | 芹菜 | 5（1本） | 0.4 |
| Sa | 猪肝 | 30（1块） | 3.9 |
| | 鸡肝 | 40（1块） | 3.6 |
| | 鸭肉 | 80（2片薄片） | 3.4 |
| | 鹿肉 | 100（1cm厚，1片） | 3.1 |
| | 马肉 | 75（生吃5片） | 3.0 |
| Si | | | |
| I | | | |

| 【主食】 | 一次进餐的参考量/g | 成分含有量/mg |
|---|---|---|
| 精米 | 150 | 0.1 |
| 糙米 | 150 | 0.8 |

### 如何更好地摄取铁

菠菜中含有的草酸会干扰铁的吸收。除了品种改良后草酸含量较低的色拉用菠菜外，其他情况不要生吃，吃菠菜之前可将其在热水中快速煮一下。茶、咖啡、红酒等含有的芦丁会干扰非血红素铁的吸收，因此贫血患者不应过多食用。

# 铜

▶ 可以将铁运载到需要的地方，有助于产生红细胞和血红蛋白。
▶ 保护人体免受氧化作用，铜是去除活性氧的酶的成分之一。
▶ 当摄取量少的时候，铜的吸收率会增加。

## 铜在肌肉、骨骼和肝脏等中存在

铜主要存在于人体的肌肉、骨骼和肝脏中，有70～100mg。它在牛肉、猪肝、海鲜等中含量丰富，进入人体时会被小肠吸收。之后，它的一部分会被红细胞吸收，大部分被转运到肝脏，在肝中与被称为纤维蛋白溶酶的蛋白质结合，然后被转运到肌肉和骨骼等各种组织中。

## 铜含量不足也是缺铁性贫血的原因

铜的主要作用之一是将对血液中红细胞和血红蛋白必不可少的铁输送到需要的地方。与纤维蛋白溶酶结合的铜通过将储存在肝脏和脾脏中的铁传递到血液中被称为转移酶的转铁蛋白上，有助于红细胞和血红蛋白的产生。因此，缺乏铜会抑制红细胞和血红蛋白的产生，从而引起缺铁性贫血。

铜对于保护人体免受活性氧（自由基）的侵害也很重要。活性氧是一种加速人体细胞衰老并引起各种疾病的物质。铜可防止脂质过氧化物的增加，而脂质过氧化物是超氧化物歧化酶（SOD）的一种成分，可去除其活性氧。

此外，铜可成为酪氨酸酶的辅酶，酪氨酸酶是生产黑色素的必需酶，可保持头发和皮肤的色素正常。铜在体内的吸收率为20%～60%，并且在摄入量低时吸收率会增加，因此，如果您饮食正常，就不会缺铜。不用担心铜摄取过多的问题。

 **常见考点**

**转铁蛋白**

血液中存在的一种蛋白质。当从与铜合体的血浆铜蓝蛋白中获得后，便与铁结合。可将铁携带到每个组织细胞上。

 **关键词**

**血浆铜蓝蛋白**

是肝脏产生的一种蛋白质，可转运血液中存在的铜，也参与铁代谢。

**超氧化物歧化酶（SOD）**

超氧化物歧化酶是一种分解活性氧的酶，是在细胞中产生的，30岁后，其产生量开始减少，所以斑点和皱纹开始增加。

# 铜的摄取标准/（mg/d）

| 年龄 | 男性 | | | | 女性 | | | |
|---|---|---|---|---|---|---|---|---|
| | 估算的平均必需值 | 推荐值 | 期望值 | 摄取的上限值 | 估算的平均必需值 | 推荐值 | 期望值 | 摄取的上限值 |
| 0~11个月 | — | — | 0.3 | — | — | — | 0.3 | — |
| 1~17岁 | 0.2~0.8 | 0.3~1.0 | — | — | 0.2~0.6 | 0.3~0.8 | — | — |
| 18~49岁 | 0.7 | 0.9~1.0 | — | 10 | 0.6 | 0.8 | — | 10 |
| 50岁以上 | 0.7 | 0.9 | — | 10 | 0.6 | 0.8 | — | 10 |
| 孕妇（额外补充量） | | | | | +0.1 | +0.1 | | |
| 哺乳期妇女（额外补充量） | | | | | +0.5 | +0.5 | — | — |

《日本饮食摄入标准2015》，日本厚生劳动省。

# 含铜量多的食品

*根据口号对菜肴进行分类（参见第33页）。

| | 食品名称 | 一次进餐的参考摄取量/g | 成分含有量/mg |
|---|---|---|---|
| Ma | 生豆皮 | 30（1片） | 0.21 |
| | 豆酱 | 18（1大勺） | 0.12 |
| Go | 腰果（加工过） | 15（10粒） | 0.28 |
| | 松子（烤） | 10（1大勺） | 0.12 |
| Ta | | | |
| Ti | | | |
| Wa | | | |
| Ya | | | |
| Sa | 牛肝 | 40（1片） | 2.12 |
| | 皮皮虾 | 60（2尾） | 2.08 |
| | 萤火鱿 | 50（10条） | 1.50 |
| | 鹅肝 | 45（1cm厚，6cm宽） | 0.83 |
| | 樱花虾（煮） | 30（3大勺） | 0.63 |
| | 安康鱼肝 | 50（1块） | 0.50 |
| | 海米 | 8（1大勺） | 0.41 |
| | 猪肝 | 30（1块） | 0.3 |
| Si | | | |
| I | | | |

【主食】

| | 一次进餐的参考量/g | 成分含有量/mg |
|---|---|---|
| 精米 | 150 | 0.13 |
| 糙米 | 150 | 0.16 |

# 需要注意多补充铜的人

未被人体吸收的铜量会随着尿液和粪便一起排出体外，若人感到的压力变大，铜排泄率会增加。另外，贫血患者补充铁的同时也需要补充铜。压力大的人和贫血患者应注意多摄取含铜食物。

# 锌

**POINT**
► 锌广泛参与200多种酶的作用。
► 锌有助于DNA和RNA合成，促进细胞分裂，并帮助胎儿生长。
► 锌不足会导致味觉障碍和免疫功能下降。

## 参与了200多种酶的作用

成人体内约含2g锌，其中约50%存在于血液中，约30%存在于前列腺和脑等组织中，剩下的20%存在于皮肤中。

锌参与200多种酶的作用，有助于蛋白质、糖、酒精代谢，免疫系统和激素分泌的正常运作。

对于DNA和RNA的合成也很重要，如果锌不足，DNA的遗传信息将无法复制，并且会阻碍细胞分裂。锌是必不可少的，尤其是对于有细胞分裂活跃的胎儿，建议孕妇和哺乳期妇女摄取比平时更多的锌。

## 锌不足可能会导致味觉障碍

锌还与维生素C一起参与胶原蛋白的生成，对于保持皮肤和骨骼健康很重要。因此，当锌不足时，会出现皮肤粗糙、斑点和皱纹。

锌缺乏也会引起味觉障碍。味觉是舌头味蕾上的味觉细胞的感知，当锌不足时，正常情况下30天之内重生的味觉细胞无法正常维持，会出现味觉改变或味觉丧失。另外，随着锌缺乏症的发展，免疫功能可能下降，对于男性来说，甚至可能出现生殖功能障碍，需要尽早治疗。铅过剩是大量进食营养品时，对铁和铜的吸收起到抑制作用从而导致了铁和铜的不足。

 **常见考点**

生殖功能障碍

锌在前列腺中含量很高，并参与精子的产生、运动和受精卵的分裂。锌缺乏会降低生殖功能并导致不孕。

**小笔记**

和锌有关的酵素的作用

锌是去除活性氧的超氧化物歧化酶（SOD）的成分，和矿物质铜和锰一起有抗氧化的作用。

## 锌的摄取标准/（mg/d）

| 年龄 | 男性 | | | | 女性 | | | |
|---|---|---|---|---|---|---|---|---|
| | 估算的平均必需值 | 推荐值 | 期望值 | 摄取的上限值 | 估算的平均必需值 | 推荐值 | 期望值 | 摄取的上限值 |
| 0～11个月 | — | — | 2～3 | — | — | — | 2～3 | — |
| 1～17岁 | 3～9 | 3～10 | — | — | 3～7 | 3～8 | — | — |
| 18～49岁 | 8 | 10 | — | 40～45 | 6～7 | 8 | — | 35 |
| 50岁以上 | 8 | 10 | — | 40～45 | 6 | 7～8 | — | 35 |
| 孕妇（额外补充量） | | | | | +1 | +2 | — | — |
| 哺乳期妇女（额外补充量） | | | | | +3 | +3 | — | — |

《日本饮食摄入标准2015》，日本厚生劳动省。

## 含锌量多的食品

*根据口号对菜肴进行分类（参见第33页）。

| | 食品名称 | 一次进餐的参考摄取量/g | 成分含有量/mg |
|---|---|---|---|
| Ma | | | |
| Go | 杏仁（加工过） | 14 | 0.8 |
| | 腰果（加工过） | 15 | 0.7 |
| Ta | 蛋黄 | 18 | 0.8 |
| Ti | 卡蒙贝尔乳酪 | 30 | 0.8 |
| | 粉末干酪 | 6 | 0.4 |
| Wa | | | |
| Ya | | | |
| Sa | 牛里脊 | 100 | 4.2 |
| | 北海道帝王蟹 | 250 | 4.0 |
| | 乌鱼子 | 25 | 3.25 |
| | 毛蟹 | 250 | 2.5 |
| | 猪肝 | 30 | 2.1 |
| | 牡蛎（生） | 60 | 2.0 |
| | 鳕鱼子（生） | 50 | 2.0 |
| Si | | | |
| I | | | |

| 【主食】 | 一次进餐的参考量/g | 成分含有量/mg |
|---|---|---|
| 精米 | 150 | 0.1 |
| 糙米 | 150 | 0.8 |

## 如何更好地摄取锌

　　锌在肉类和海鲜中含量丰富。如果与柠檬酸或维生素C一起服用，吸收率会提高，因此在吃肉或贝类时，可以挤一些柠檬在上面。零食和速溶食品中用作添加剂的聚磷酸盐会干扰锌的吸收。仅减少这类食品的食用都会增加锌的吸收率。

# 锰

▶ 锰多数存在于骨骼，有助于骨骼生长和健康。
▶ 锰具有维持生殖功能和去除活性氧的功能。
▶ 锰广泛存在于蔬菜食品中，几乎不用担心摄入不足的问题。

## 锰是各种酶和辅酶的成分

成人体内含有12～20mg的锰。其中约25%存在于骨骼中，其余的则存在于肝、胰腺和肾脏等器官和组织中。

锰作为各种酶的成分和激活酶的辅酶，参与很多代谢过程。它对于三大营养素的代谢也是必不可少的。

它还可以在骨骼上沉积钙和磷，有助于合成关节和皮肤等结缔组织。锰对骨骼生长和皮肤的健康非常重要，在孩子的成长期必不可少。

锰也是合成性激素不可缺少的。锰含量不足会导致生殖功能低下，导致不育。它也是作超氧化物歧化酶（SOD）的成分，该酶可去除活性氧，并可防止衰老和生活方式疾病。

## 成长期的孩子需要摄取足够的锰

锰是一种矿物质，最初存在于河流和土壤等天然水中，并且大量存在于蔬菜食品中。因此即使人体吸收率只有百分之几，正常饮食很少会出现锰不足。

但是，它对于儿童的成长是必不可少的，请注意儿童的摄取标准。正常饮食情况下，锰不会摄取过量，但要注意，大剂量摄取补品会引起中枢神经系统异常和免疫力下降。

关键词

锰

锰是葡萄糖再生所必需的丙酮酸羧化酶和糖合成葡萄糖基转移酶的成分。

小笔记

锰摄取过量

在急性情况下一次服用大量营养补充剂可能会引起肺炎。

## 锰的饮食摄取标准

| 年龄 | 男性 | | 女性 | |
|---|---|---|---|---|
| | 期望值 | 摄取的上限值 | 期望值 | 摄取的上限值 |
| 0~11个月 | 0.01~0.5 | — | 0.01~0.5 | — |
| 1~17岁 | 1.5~4.5 | — | 1.5~4.0 | — |
| 18~49岁 | 4.0 | 11 | 3.5 | 11 |
| 50岁以上 | 4.0 | 11 | 3.5 | 11 |
| 孕妇 | | | 3.5 | — |
| 哺乳期妇女 | | | 3.5 | — |

《日本饮食摄入标准2015》，日本厚生劳动省。

## 含锰量多的食品

*根据口号对菜肴进行分类（参见第33页）。

| | 食品名称 | 一次进餐的参考摄取量/g | 成分含有量/mg |
|---|---|---|---|
| Ma | 干燥冷冻豆腐 | 30 | 1.44 |
| | 蔬菜和豆腐的油炸食品 | 100 | 1.30 |
| | 鹰嘴豆（煮） | 42 | 0.45 |
| Go | 栗子（煮） | 42 | 0.48 |
| | 核桃仁（烤） | 12 | 0.42 |
| Ta | | | |
| Ti | | | |
| Wa | 石莼属绿藻 | 5 | 0.85 |
| | 青海苔 | 2 | 0.26 |
| | 缟纲麻 | 55 | 0.84 |
| Ya | 姜 | 15 | 0.6 |
| | 柿饼 | 40 | 0.55 |
| | 嫩姜 | 15 | 0.43 |
| Sa | 海米 | 6 | 0.31 |
| Si | 木耳（煮） | 30 | 0.16 |
| I | | | |

| 【主食】 | 一次进餐的参考量/g | 成分含有量/mg |
|---|---|---|
| 精米 | 150 | 0.46 |
| 糙米 | 150 | 1.35 |
| 苋[1] | 12 | 0.74 |

1 是苋科植物，原产于中美洲和南美洲，在日本的东北地区有种植。作为一种杂粮，与米或者小麦粉混合可以做面条或蛋糕。

## 怎样合理地摄取锰

　　正常饮食的话，几乎不存在锰不足，但为了加强骨骼，成长期的孩子和绝经后的妇女应多摄取一些。原产于南美苋属具有锰，钙，铁等对骨骼健康有益的矿物质。将其与米混在一起蒸熟，或者把它和其他菜一起煮，可以很好地摄取锰。

# 碘

**POINT**
▶ 70%～80%的碘存在于甲状腺中，是甲状腺激素的成分之一。
▶ 甲状腺激素参与促进儿童的成长以及维护皮肤和头发的健康。
▶ 西式饮食习惯或者经常食用速食食品的人需要注意是不是存在碘不足的情况。

## 碘对于成长中的孩子至关重要

成年人体内含有15～20mg碘，其中70%～80%存在于甲状腺中。甲状腺是位于喉咙下方的内分泌腺。碘是在此处分泌的酪氨酸和三碘酪氨酸等甲状腺激素的成分。

甲状腺激素可提高能量代谢，刺激生长激素分泌，并参与蛋白质合成。因此碘是成长期儿童的必需矿物质。碘具有参与蛋白质合成，保持皮肤和头发健康的功能，并且在美容方面也很重要。

## 孕妇应积极服用并注意摄取上限

碘在海藻、海带、裙带菜等海产品和海鲜中含量丰富，是日本人熟悉的成分，日本人几乎没有碘不足的情况。但是，由于食品的西化和速食食品被大量食用，最近开始有人出现了碘不足的症状。碘不足会导致甲状腺瘤，从而导致甲状腺功能下降，出现疲倦、不适、体温和体力下降等症状。尤其是孕妇，会因为碘不足而导致死胎或流产，碘不足也会造成胎儿发育不良等，所以，人们需要在日常生活中注意积极摄取碘。

但是，如果碘摄取过量，会引发甲状腺激素疾病，会出现体重减轻、月经异常和精神不稳定等症状。还请参考饮食摄入标准中规定的上限（见右页）。

 常见考点

碘

由于它具有杀菌作用，因此还可以用作漱口水和外用消毒药。碘是海藻中富含的天然成分，与放射性物质素131不同。

 关键词

甲状腺

内分泌腺，在喉的前面。它是由被称为卵泡的小袋子构成的，里面充满了富含碘的液体。甲状腺激素由卵泡分泌，可增强全身细胞的新陈代谢。

 小笔记

甲状腺瘤

碘缺乏或过量会使甲状腺部分或全部肿胀。甲状腺功能下降会导致能量代谢下降、脉搏变慢、运动功能下降。

## 碘的日常摄取量/（μg/d）

| 年龄 | 男性 | | | | 女性 | | | |
|---|---|---|---|---|---|---|---|---|
| | 估算的平均必需值 | 推荐值 | 期望值 | 摄取的上限值 | 估算的平均必需值 | 推荐值 | 期望值 | 摄取的上限值 |
| 0~11个月 | — | — | 100~130 | 250 | — | — | 100~130 | 250 |
| 1~11岁 | 35~80 | 50~110 | — | 250~500 | 35~80 | 50~110 | — | 250 |
| 12~49岁 | 95~100 | 130~140 | — | 1200~3000 | 95~100 | 130~140 | — | 1200~3000 |
| 50岁以上 | 95 | 130 | — | 3000 | 95 | 130 | — | 3000 |
| 孕妇（额外补充量） | | | | | +75 | +110 | | —[1] |
| 哺乳期妇女（额外补充量） | | | | | +100 | +140 | | |

1 孕妇的摄取上限为2000μg。

《日本饮食摄入标准2015》，日本厚生劳动省。

## 含碘量多的食品

*根据口号对菜肴进行分类（参见第33页）。

| | 食品名称 | 一次进餐的参考摄取量/g | 成分含有量（μg） |
|---|---|---|---|
| Ma | | | |
| Go | | | |
| Ta | 蛋黄 | 18 | 9 |
| Ti | 脱脂乳粉 | 6 | 7.2 |
| | 海带（干） | 1.5 | 3600 |
| | 海带（佃煮[1]） | 10 | 1100 |
| | 石花菜凉粉 | 100 | 240 |
| Wa | 干羊栖菜 | 4 | 1800 |
| | 生裙带菜 | 15 | 120 |
| | 烤海苔 | 3 | 63 |
| | 青海苔 | 2 | 56 |
| Ya | | | |
| | 鳕鱼 | 80 | 280 |
| Sa | 鳕鱼子 | 60 | 78 |
| | 鳗鱼（蒲烧） | 100 | 77 |
| | 鮟鱇鱼肝 | 50 | 48 |
| Si | | | |
| I | | | |

| 【主食】 | 一次进餐的参考量/g | 成分含有量/μg |
|---|---|---|
| 精米 | 150 | 0.46 |
| 糙米 | 150 | 1.35 |

1 佃煮是一种日本传统烹饪方式，即食物加糖和酱油后水煮。

### 放射性物质碘131是什么

　　碘131也称为放射性碘，是铀燃料经历核裂变时产生的碘。碘131在自然界中很少存在，为了区别这个碘，在海藻中含量丰富的碘被称为"碘127"。碘131的半衰期约为8d。摄入碘后，碘会积聚在甲状腺中，但甲状腺无法区分碘127和131。因此，食用受碘131污染过的食物，碘会在甲状腺中积聚，增加儿童患甲状腺癌的风险。

# 钼

**POINT**

▶ 体内约有75%的钼被吸收，多余的钼则从尿中排出。

▶ 作为氧化酶的成分，可将嘌呤分解为尿酸。

▶ 钼可帮助糖和脂质代谢，预防缺铁性贫血。

## 钼主要存在于肝、肾和肾上腺

人体中的钼含量约为9mg，主要存在于肝、肾和肾上腺中。在食品中，豆腐、纳豆等大豆制品和果实中含量丰富。

当它进入消化道时，会被胃和小肠吸收。然后，它与血液中的血浆蛋白结合，并被输送到全身的组织中。人体吸收率高达75%左右，多余的钼会随尿液排出，以保持体内的钼浓度的恒定。

## 钼是酶的一种成分，可将嘌呤分解成尿酸

钼是黄嘌呤氧化酶的重要组成成分，该酶可分解核酸形成的嘌呤。这种新陈代谢最终产生尿酸，尿酸可随尿液被排出体外。

钼是醛氧化酶和亚硫酸盐氧化酶这两种氧化酶的成分，可以对醛和亚硫酸盐进行解毒。

钼还有助于糖和脂质的代谢。此外，当人体缺铁时，它有助于运输储存在肝脏中的铁并防止缺铁性贫血的发生。

钼的必要摄取量很低，可以通过正常饮食获得，因此几乎无须担心钼的摄取不足问题。如果钼摄入过多，它可能会促进铜排泄并导致铁缺乏，但是，若正常饮食，不必担心摄取过多的问题。

📖 常见考点

**钼**

钼之所以被命名为钼，是因为它是在一种被称为钼矿的矿石中被发现的。辉钼矿是由钼和硫组成的，呈有光泽的铅灰色。

🔒 关键词

**尿酸**

尿酸嘌呤分解后产生的废物，嘌呤是肝脏中细胞核酸的组成部分。尿酸被肾脏过滤并可随尿液排出体外。嘌呤在肉和鱼的内脏中也很丰富。

## 钼的饮食摄取标准/（μg /d）

| 年龄 | 男性 | | | | 女性 | | | |
|---|---|---|---|---|---|---|---|---|
| | 估算的平均<br>必需值 | 推荐值 | 期望值 | 摄取的<br>上限值 | 估算的平均<br>必需值 | 推荐值 | 期望值 | 摄取的<br>上限值 |
| 0～11个月 | — | — | 2～10 | — | — | — | 2～10 | — |
| 1～17岁 | — | — | — | — | — | — | — | — |
| 18～29岁 | 20 | 25 | — | 550 | 20 | 20 | — | 450 |
| 30～49岁 | 25 | 30 | — | 550 | 20 | 25 | — | 450 |
| 50岁以上 | 20 | 25 | — | 550 | 20 | 20～25 | — | 450 |
| 孕妇（额外补充量） | | | | | — | — | — | — |
| 哺乳期妇女<br>（额外补充量） | | | | | +3 | +3 | — | — |

《日本饮食摄入标准2015》，日本厚生劳动省。

## 含钼量多的食品

*根据口号对菜肴进行分类（参见第33页）。

| | 食品名称 | 一次进餐的参考摄取量/g | 成分含有量/μg |
|---|---|---|---|
| Ma | 纳豆 | 50 | 145 |
| | 豆浆 | 210 | 113 |
| | 油炸豆腐团 | 100 | 60 |
| | 老豆腐 | 100 | 41 |
| | 小豆（水煮） | 36 | 35 |
| | 生腐竹 | 30 | 30 |
| Go | 奶油花生米 | 8 | 5 |
| | 腰果 | 15 | 5 |
| Ta | | | |
| Ti | | | |
| Wa | 烤海苔 | 3 | 7 |
| Ya | | | |
| Sa | 牛肝 | 40 | 38 |
| | 猪肝 | 30 | 36 |
| | 鸡肝 | 40 | 33 |
| Si | | | |
| I | | | |

| 【主食】 | 一次进餐的参考量/g | 成分含有量/μg |
|---|---|---|
| 精米 | 150 | 39 |
| 糙米 | 150 | 44 |

# 硒

▶ 硒是增加抗氧化能力的酶的重要组成成分。
▶ 硒是可以激活甲状腺激素，也是增强新陈代谢的酶的组成部分。
▶ 日本土壤中硒含量很高，因此不必担心硒的摄入不足。

## 硒可防止由于氧化而引起的衰老和疾病

在成年人体内约含13mg硒，并以与蛋白质结合的状态存在于人体中。

硒是保护人体免受活性氧伤害的重要矿物质。过氧化氢是活性酶之一，强大的氧化能力可以破坏细胞，是导致衰老和疾病的元凶。硒是谷胱甘肽过氧化物酶的成分之一，过氧化氢可分解成水和氧气。它也是有助于维生素C再生的酶的成分。它可提高人体的抗氧化能力。

## 谨防补品摄取过量

硒作为碘代酪氨酸脱碘酶的成分也是必不可少的，它可以激活甲状腺激素并可增强人体的新陈代谢。此外，它还可以减少对人体有毒的硫、砷、镉和汞的毒性。

在日本，土壤中的硒含量很高，人们可以从大米等中摄取硒，因此几乎没有硒不足的病例。但如果硒摄入不足，则会出现关节炎、肌肉萎缩和免疫力下降等摄取缺乏症。如果硒摄入过量，则会出现食欲不振和贫血等症状。由于硒具有剧毒，即使在饮食摄入标准中，硒的推荐摄取量与上限量之间的差异也很小，因此必须注意不要摄入过多。硒中毒会导致人体出现指甲畸形、脱发和胃肠道疾病。一些多矿物质补品可能含有硒，因此在服用前一定要检查其含量。

硒

硒最初是土壤中所含的一种金属，但在日本土壤中含量很高。在中国东北地区，由于硒含量低，存在克山病发病案例，有的甚至导致人们因心脏病而死亡。

碘酪氨酸脱碘酵素

碘酪氨酸脱碘酵素是一种将甲状腺激素酪氨酸转化为三碘甲状腺原氨酸的酶，可通过转化增加甲状腺激素的活性。

硫，砷，镉，汞

它们在土壤和海水等自然环境中广泛分布，并通过食物链通过摄取的食物进入人体。硒可降低这些金属的毒性。

## 硒的饮食摄入标准/（μg/d）

| 年龄 | 男性 | | | | 女性 | | | |
|---|---|---|---|---|---|---|---|---|
| | 估算的平均必需值 | 推荐值 | 期望值 | 摄取的上限值 | 估算的平均必需值 | 推荐值 | 期望值 | 摄取的上限值 |
| 0~11个月 | — | — | 15 | — | — | — | 15 | — |
| 1~11岁 | 10~20 | 10~25 | — | 80~240 | 10~20 | 10~25 | — | 70~240 |
| 12~49岁 | 25 | 30 | — | 330~460 | 20~25 | 25~30 | — | 320~350 |
| 50~69岁 | 25 | 30~35 | — | 440 | 20 | 25 | — | 350 |
| 70岁以上 | 25 | 30 | — | 400 | 20 | 25 | — | 330 |
| 孕妇（额外补充量） | | | | | +5 | +5 | — | — |
| 哺乳期妇女（额外补充量） | | | | | +15 | +20 | — | — |

《日本饮食摄入标准2015》，日本厚生劳动省。

## 含硒量多的食品

*根据口号对菜肴进行分类（参见第33页）。

| | 食品名称 | 一次进餐的参考摄取量/g | 成分含有量/mg |
|---|---|---|---|
| Ma | | | |
| Go | 葵花籽 | 9 | 9 |
| Ta | 蛋黄 | 18 | 10 |
| Ti | | | |
| Wa | | | |
| Ya | | | |
| Sa | 鲽鱼 | 100 | 110 |
| | 鮟鱇鱼肝 | 50 | 100 |
| | 鲣鱼 | 100 | 100 |
| | 日本竹荚鱼（烤） | 110 | 85 |
| | 太平洋黑鲔（红肉） | 75 | 83 |
| | 鳕鱼子（生） | 60 | 78 |
| | 平安鱼 | 100 | 57 |
| | 条纹四鳍旗鱼 | 100 | 55 |
| | 日本鲭 | 80 | 51 |
| | 鳗鱼 | 100 | 50 |
| Si | | | |
| I | | | |

| 【主食】 | 一次进餐的参考量/g | 成分含有量/mg |
|---|---|---|
| 精米 | 150 | 1.3 |
| 糙米 | 150 | 1.3 |

## 如何更好地摄取硒

硒可以增强抗氧化作用，并保护人体免受衰老和生活方式疾病的困扰。与同样富含抗氧化作用的维生素C和E的食物一起摄取时，效果会更好。安康鱼的肝脏和鲑鱼卵富含硒和维生素E，可以在料理这类食材时，添加维生素C。

# 铬

**POINT**

▶ 铬存在于肝脏，肾脏和脾脏等组织中。

▶ 铬有助于胰岛素起作用并可抑制血糖水平的升高。

▶ 铬能激活脂质代谢，预防肥胖和动脉硬化。

## 需求量少但是很重要的铬

铬在体内的含量只有2~6mg，是必需矿物质中含量最少的。在体内的吸收率不到3%，在肝脏、肾脏、脾脏、淋巴结等组织中都有少量存在。

胰脏中分泌的胰岛素，可以把血液中的葡萄糖转为热量。铬有助于胰岛素发挥功能，从而抑制血糖升高（血液中葡萄糖的浓度）。因此，如果铬不足，胰岛素的感受性会变低，血糖水平难以下降。

## 有助于包括脂质代谢等多种新陈代谢

铬还能激活脂质细胞中存在的一种被称为磷酸酪氨酸磷酸酶的酶，并可激活脂质代谢，可以抑制血液中的中性脂肪和胆固醇水平的上升，并可以预防肥胖、高脂血症和动脉硬化。

另外，它参与糖和蛋白质的代谢，有助于这些代谢的顺利进行。

铬在体内的吸收率较低，并且其含量随着年龄的增长而降低。铬不足会导致人体体重减轻、周围神经损伤以及脂质/蛋白质代谢的异常。但是，由于铬具有低摄入量高吸收率，因此若正常饮食，体内通常不会缺乏铬。不大量摄取营养品的话，不太需要担心铬摄入过多的问题。

## 铬的饮食摄取标准/（μg /d）

| 年龄 | 男性 | 女性 |
|---|---|---|
| | 期望值 | 期望值 |
| 0～5个月 | 0.8 | 0.8 |
| 6～11个月 | 1.0 | 1.0 |
| 1～17岁 | — | — |
| 18～29岁 | 10 | 10 |
| 30～49岁 | 10 | 10 |
| 50岁以上 | 10 | 10 |
| 孕妇 | | 10 |
| 哺乳期妇女 | | 10 |

《日本饮食摄入标准2015》，日本厚生劳动省。

## 含铬量多的食品

*根据口号对菜肴进行分类（参见第33页）。

| | 食品名称 | 一次进餐的参考摄取量/g | 成分含有量/μg |
|---|---|---|---|
| Ma | 油炸蔬菜豆腐 | 100 | 8 |
| | 油豆腐 | 15 | 3 |
| Go | 杏仁 | 14 | 4 |
| Ta | 蛋 | 60 | 7 |
| Ti | 干酪 | 30 | 16 |
| Wa | 干羊栖菜 | 4 | 1 |
| Ya | 竹笋 | 72 | 2.4 |
| Sa | 糯鳗 | 50 | 24 |
| | 白腹鲭 | 80 | 5 |
| | 海螺 | 25 | 2 |
| Si | | | |
| I | 芋头 | 120 | 12 |
| | 日本芋头 | 50 | 5 |

| 【主食】 | 一次进餐的参考量/g | 成分含有量/μg |
|---|---|---|
| 精米 | 150 | 0 |
| 糙米 | 150 | 0 |
| 荞麦 | 130 | 44 |

## 怎样更好地摄取铬

　　饮食中并不经常缺乏铬，但其吸收率极低，因此请避免与会干扰吸收的食物一起食用。菠菜和芋头中所含的草酸会干扰铬的吸收。煮制时应彻底去除浮沫再食用，和维生素C一起服用会增加铬的吸收率。

157

# 注意食物和药物的相互作用

治疗疾病时，人们通常会服用药物，服药期间的饮食会对药性产生增强或者减弱的影响。另外，也许会有意想不到的副作用，所以了解药物和食品的相互作用是十分重要的。

众所周知的例子是，华法林和纳豆的相互作用。华法林是抗凝血类药物，纳豆中含有的维生素K有减少药性的作用，可导致血液凝固。除了纳豆之外，绿藻和西蓝花等绿黄色蔬菜中也含有维生素K，服用华法林时一定要注意。

最近，为了防止重复用药或者剩药，鼓励患者有一个家庭药房，也就是有一个常去的固定的药房。考虑到食物和药物之间的相互作用，以及药物和药物之间的相互作用，家庭药房可对患者服用的药物进行统一管理和指导。

【 有必要注意的食物和药物 】

| 药物 | 食物 | 影响 |
| --- | --- | --- |
| 抗生素（四环素） | 牛乳、酸乳等乳制品 | 药物的吸收变慢，药效减弱 |
| 高血压，心绞痛类药物（钙离子通道阻滞剂） | 西柚汁 | 快速降血压<br>降低心脏功能 |
| 感冒药，止咳药（含茶碱类药物） | 含咖啡因的饮料 | 头痛，失眠的副作用变强 |
| 鼻炎类药物（含PPA苯丙醇胺） | 干酪、葡萄酒等含酪胺的食物 | 头疼、血压上升等 |

# 植物化学成分
# （功能性成分）的作用

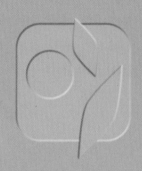

功能性成分是指什么？
多酚
类胡萝卜素
有机硫化合物
蛋白质类
类维生素类物质
膳食纤维

# 功能性成分是指什么

**POINT**
► 具有高抗氧化活性的典型植物化学物质是多酚、类胡萝卜素和硫化合物。
► 功能成分还包括蛋白质、类维生素物质和膳食纤维。

## 对调节身体功能有益处的成分的总称

在食品成分中有些成分，虽然不是人体必需的营养素，但却是某些功能所必要的化学物质。在这里，它们被统称为功能性成分。

其中，研究发展进度最快的是在植物中合成的植物化学物质。本来它是植物用于保护自己免受紫外线和有害昆虫等"外来敌人"的侵害而产生的一种物质。典型性的成分有：植物焯水后产生的不可食用的浮沫和香气的成分中含有的多酚，绿色和黄色蔬菜的色素中所含的类胡萝卜素，以及大蒜香气和萝卜等辛辣成分中所含的硫化合物。这些成分中的许多成分具有很强的抗氧化作用，并具有预防衰老和生活方式疾病的功能。

存在于蔬菜和水果中的植物化学物质，每种物质的含量都比较均衡。因此，与其进食从植物种提取的某种单一成分的营养品，不如进食蔬菜水果更有效果。

蛋白质类物质是指组成蛋白质的氨基酸和肽。有预防生活方式疾病等各种不同的类型。

类维生素物质是指有类似于维生素的作用或者有助于维生素发挥作用的成分，在维持生命的活动中发挥重要作用。

膳食纤维是食品中所不能被酶分解的成分的总称。膳食纤维因不被消化而被带到大肠，具有调节肠内环境和抑制血糖水平突然升高等作用。

**常见考点**

植物化学物质

它是植物来源的化学物质（化学物质），大约有10000种。除了抗氧化作用、杀菌作用外，植物化学物质还有改善更年期症状的作用。

**关键词**

功能性成分

关于功能成分的许多研究大多还处于研究阶段，分类方法也不统一，包括叶绿素、寡糖、木糖醇等。

**小笔记**

浮沫（含植物的风味成分等）

浮沫是导致蔬菜苦涩的成分的总称。浮沫不仅含有对人体有益的成分，也含有草酸和龙葵碱素等有害成分。

# 功能性成分

## ● 植物化学成分

| 分类 | 种类 | 名称 | 特征 |
|---|---|---|---|
| 多酚 | 黄酮类化合物 | 花青素，异黄酮，可可块状多酚，儿茶素，槲皮素，山奈酚等 | 它是光合作用产生的植物色素和苦味成分。它是为保护自己免受紫外线侵害而合成的，通常会在季节出现。多酚具有强大的抗氧化作用，可预防生活方式疾病和癌症 |
| | 酚 | 鞣花酸，姜黄素，绿原酸，芝麻素，单宁酸等 | 酚是由色素之外的成分构成的。酚有抗氧化、抗菌、消除疲劳等作用 |
| 类胡萝卜素 | 类胡萝卜素 | $\alpha$–胡萝卜素，$\beta$–胡萝卜素，$\gamma$–胡萝卜素，番茄红素 | 它仅由碳和氢组成，绿黄色的蔬菜和水果中含量丰富。有很强的抗氧化作用，可防止衰老和预防癌症 |
| | 叶黄素类 | 虾青素，$\beta$–隐黄质，辣椒素，岩藻黄质，玉米黄质，叶黄素 | 黄色色素群，组成元素，除碳和氢外还有别的元素。叶黄素类在海鲜、蔬菜和海藻中含量丰富。除了具有抗氧化作用外，它还可以保护眼睛，增强免疫力的作用 |
| 硫黄化合物 | | 蒜氨酸，大蒜素，异硫氰酸盐，二烯丙基二硫，硫代亚硫酸，萝卜硫素 | 它是百合科中的大蒜和葱，油菜科属中的圆白菜和白萝卜中特有的气味和辛辣中的成分。除了具有强大的抗氧化作用外，它还具有抗菌/杀菌和预防癌症的作用 |

注：除上述以外，香草和柑橘类水果中所含的芳香成分（萜烯）也具有抗氧化，杀菌和镇静的作用。

## ● 蛋白质类

| 种类 | 名称 | 特征 |
|---|---|---|
| 蛋白质 | 胶原蛋白，甘氨酸，乳铁蛋白，凝集素，酪蛋白等 | 各种蛋白质食品中都含有。有预防骨质疏松症、增强免疫力等作用。名称不同，作用不同 |
| 肽 | 酪蛋白磷酸肽，芝麻肽，沙丁鱼肽，裙带菜肽等 | 肽是在蛋白质分解为氨基酸的过程中产生的化合物的总称。有消化酶分解产生的，也有发酵食品在生产过程中由微生物的作用产生的。有降血压和减少中性脂肪等的作用 |
| 氨基酸 | 谷氨酰氨，牛磺酸，$\gamma$–氨基丁酸（GABA），鸟氨酸等 | 氨基酸是构成蛋白质的最小单位，有消除疲劳、增强免疫力等的作用。不同的氨基酸作用不同 |

## ● 类维生素物质

| 名称 | 特征 |
|---|---|
| 辅酶$Q_{10}$，胆碱，维生素P，维生素U，肌醇，硫辛酸，卵磷脂，肉碱等 | 功能和维生素类似，但不是维生素。不同的食品里含有的种类不同。抗氧化作用，增强免疫力等作用 |

## ● 食物纤维

| 种类 | 名称 | 特征 |
|---|---|---|
| 不溶性食物纤维 | 纤维素，半纤维素，甲壳素，壳聚糖等 | 在谷物、蔬菜、虾壳蟹壳中含量丰富，吸收肠道中的水分后膨胀，有改善肠道环境，改善便秘，预防肥胖和癌症的作用 |
| 水溶性食物纤维 | 葡甘露聚糖，植物胶，海藻多糖等 | 在海带、裙带菜、魔芋等中含量丰富，因为具有黏性，有调节肠道环境，抑制肥胖，抑制血糖水平上升的作用 |

# 多酚

POINT

▶ 在蔬菜的叶和茎，以及水果的果皮和种子里含量丰富。
▶ 摄入后30min，开始发挥其抗氧化作用，持续2～3h。
▶ 有数千种类型，除了抗氧化性外，很多多酚还有其他的作用。

## 羟基使活性氧无害

多酚是植物通过光合作用产生的糖类，经过复杂的合成而形成的一种成分。存在于色素和浮渣的成分中，在蔬菜的茎叶和水果的果皮和种子附近含量高。

多酚是有两个以上的羟基（—OH）键结合的化合物。羟基与对人体有害的活性氧（自由基）结合，可使其转变为无害的物质。有超过5000种多酚，每种羟基都有很强的抗氧化作用，可以保护人体免受氧化。

虽然多酚在体内的吸收率较低，但吸收率高，大约在摄入30min后就能发挥抗氧化作用。但是，因它的持续时间只有2～3h，所以各种食物组合起来服用比一次大量服用更为有效。

## 大致分为类黄酮型和酚酸型

多酚大致分为两种类型：黄酮类的色素成分和色素以外的酚酸类。多酚除了抗氧化作用外，还有其他的作用例如抗癌作用、杀菌作用和改善更年期疾病的等作用，不同的多酚具有各种不同的功能。

根据国家癌症研究中心的研究表明，绿茶中的儿茶素可以预防胃癌和前列腺癌，大豆中含有的异黄酮可以预防乳腺癌和前列腺癌。

由于多酚是水溶性的，因此即使摄入过多也不会在体内积聚。在每次的进餐中都要注意积极进食。

 常见考点

**多酚**

法国人进食的脂肪量多但是患心脏病的人却少，由此红酒中的多酚引起人们的关注。近来，花色苷和异黄酮之类的物质也引起了人们的关注，并且用于特定健康用途的补品和食品中，已经投放市场。

 关键词

**类黄酮（黄酮）**

类黄酮是一种多酚，是光合作用产生的植物色素和苦味成分。它是为保护植物免受紫外线侵害而形成的，通常在特定的季节出现。约90%的多酚为类黄酮。

**酚酸**

酚酸是一种多酚，不属于色素，例如木脂素、鞣花酸和姜黄素。

 小笔记

**《食品成分表2015》**

绿原酸和槲皮素作为有机酸新加入了食物成分表。

## 主要的多酚种类和功能

| 分类 | 名称 | 多酚含量高的食物 | 主要功能 |
|------|------|------------------|----------|
| 类黄酮 | 花青素 | 蓝莓，葡萄，黑莓，覆盆子，针叶樱桃，草莓，茄子，紫薯，黑豆，黑米，黑芝麻 | 抗氧化作用，预防改善眼部疲劳 |
| | 异黄酮 | 大豆，大豆制品（味噌，豆腐，炸豆腐皮，纳豆等），豆芽 | 预防骨质疏松症，缓解更年期症状，预防乳癌和前列腺癌 |
| | 可可多酚 | 巧克力，可可 | 抗氧化作用，预防蛀牙，抑制幽门螺杆菌和致病性大肠杆菌的增殖 |
| | 儿茶素 | 绿茶，焙茶，番茶，红茶，苹果，葡萄酒，蓝莓 | 抗氧化作用，燃烧脂肪作用，抗过敏作用，抗癌作用 |
| | 槲皮素 | 洋葱，西蓝花，芦笋，缟纲麻，荷兰豆，荞麦面，柑橘类 | 抗氧化作用，燃烧脂肪作用，抗过敏作用，抗癌作用 |
| | 山奈酚 | 蔓菁，小白菜，韭菜，苹果，橘子 | 抑制血压升高，抗过敏作用，强化血管作用 |
| | 芦丁 | 荞麦，柑橘类 | 强化毛细血管，降压，防止动脉硬化，预防糖尿病 |
| 苯酚 | 鞣花酸 | 草莓，石榴，苹果，栗子 | 抗氧化作用，抗菌作用，美白，抗癌作用 |
| | 姜黄素 | 姜黄，生姜，咖喱粉 | 强化肝脏功能，预防老化，防癌，改善胃炎的作用 |
| | 绿原酸 | 咖啡，牛蒡，茄子，茼蒿 | 改善消化系统疾病的症状，预防肝癌和肝硬化，抗氧化作用 |
| | 芝麻素 | 芝麻 | 降压，消除疲劳，预防老化 |
| | 鞣质 | 红葡萄酒，绿茶，咖啡，柿子，牛蒡 | 抗氧化作用，杀菌作用，防止动脉硬化的作用 |

### Athletics Column

#### 运动前摄入多酚的影响

活性氧类物质会氧化人体细胞，使人的皮肤产生斑点和皱纹，并可引起动脉硬化和癌症，因此应尽可能避免接触这种物质。但是，当我们运动时，呼吸量会增加，因此肌体吸收的活性氧会比平时更多。另外，当暴露于紫外线时，活性氧的量会进一步增加。为了去除活性氧，应该适当补充一些抗氧化性强的成分，如 $\beta$-胡萝卜素，维生素C、维生素E。多酚在摄入约30min后发挥效用，效用会持续2~3h。在运动和锻炼前30min~1h期间服用含抗氧化剂的食物是有效的补充方式，如果运动时间超过2h，则需要在中间再补充一次。

# 类胡萝卜素

▶类胡萝卜素是红色和黄色的色素成分，大约有600种。
▶类胡萝卜素抗氧化能力高，可防止衰老、动脉硬化和癌症。
▶类胡萝卜素与油一起服用时吸收率会增加。

## 胡萝卜素和叶黄素类

类胡萝卜素是在绿黄色蔬菜和动物食品中发现的红色和黄色色素。当前，人们已经发现了约600种，只有碳和氢两种元素组成的称为胡萝卜素，而除了碳氢外还包含其他元素的被称为叶黄素。

二者都具有很强的抗氧化作用，有去除活性氧、防止衰老和动脉硬化的作用。另外，这两种物质还可以增强免疫力并降低人体罹患某些癌症的风险。

类胡萝卜素中的 $\alpha$-胡萝卜素、$\beta$-胡萝卜素、$\gamma$-胡萝卜素和 $\beta$-隐黄质也被称为原维生素A（维生素A的前体），在被人体吸收后会转化为维生素A。

过去，研究类胡萝卜素科学家只专注于胡萝卜素的维生素A作用。然而，现在已经发现未转化为维生素A的番茄红素和叶黄素也具有很高的抗氧化作用，并且人们对类胡萝卜素的预防衰老和预防癌症的期望越来越高。特别是，番茄红色色素中所含的番茄红素降低了人体患消化系统疾病和宫颈癌的风险。

## 搭配食用抗氧化食品会非常有效

类胡萝卜素是脂溶性的，因此如果与油一起食用，例如油炸或与色拉调味油一起混合，就会提高吸收率。此外，和各种具有高抗氧化活性的类胡萝卜素以及维生素C和E一起搭配着食用会更有效。

**常见考点**

胡萝卜素

胡萝卜素是类胡萝卜素的一种，仅由碳和氢键组成。在体内转化为维生素A的原维生素原A中，$\beta$-胡萝卜素在食品中的含量最高，转化率也高。

**关键词**

叶黄素类

类胡萝卜素中除了碳和氢之外还含有别的元素的黄色色素群。叶黄素类除了存在于玉米、橘子、菠菜、蛋黄等食品中，还存在于黄色花朵和金丝雀毛发中。

## 主要类胡萝卜素的类型和功能

| 分类 | 名称 | 含量多的食品 | 主要的功能 | |
|---|---|---|---|---|
| 胡萝卜素类 | α-胡萝卜素 | 胡萝卜，南瓜，豌豆，紫薯，辣椒 | 有很强的抗氧化作用，防老化，防癌 | 维生素A原 |
| | β-胡萝卜素 | 胡萝卜，南瓜，小青菜，紫苏，韭菜，芹菜，菠菜 | 原维生素A的功效最高，有免疫功能，改善眼睛的功能，保护皮肤和黏膜 | |
| | γ-胡萝卜素 | 胡萝卜，南瓜，番茄，杏 | 原维生素A的效能弱。维持眼睛的功能，保护皮肤和黏膜 | |
| | 番茄红素 | 番茄，西瓜，杏，柚子 | 有很强的抗氧化作用，预防老化和癌症 | |
| 叶黄素类 | 虾青素 | 虾，蟹，鲑鱼，鲷鱼，鳟鱼，鲤鱼 | 有很强的抗氧化作用预防老化，增强免疫力 | |
| | β-隐黄质 | 柑橘类，桃，柿子，玉米 | 增强免疫力，预防骨质疏松和癌症 | |
| | 辣椒素 | 红彩椒，辣椒 | 有很强的氧化作用，预防老化和动脉硬化 | |
| | 褐藻素 | 裙带菜，海带，羊栖菜，海蕴 | 抗氧化作用，燃烧脂肪 | |
| | 玉米黄素 | 玉米，蛋黄，肝 | 预防视力低下和白内障，保护视网膜 | |
| | 叶黄素 | 菠菜，西蓝花，卷心菜，豆类，蛋黄 | 预防和改善白内障，保护视网膜 | |

**【 按颜色区分的主要的蔬菜色素 】**

| | 红色 | 黄色 | 绿色 | 褐色，黄褐色 | 紫红色 |
|---|---|---|---|---|---|
| 农产品 | 番茄，红彩椒等 | 胡萝卜，南瓜等 | 菠菜，青椒等 | 洋葱，大蒜，大豆等 | 紫甘蓝，红紫苏，小豆等 |
| 色素 | 番茄红素，辣椒素等 | α-胡萝卜素，β-胡萝卜素等 | 叶绿素等 | 槲皮素，异黄酮等 | 紫甘蓝色素等 |

### 注意β-胡萝卜素的过量服用

尽管从饮食中摄取β-胡萝卜素可以有效预防癌症，但有研究结果表明，通过保健品大量摄取补充胡萝卜素，会使肺癌的发病率增加。因此，建议进食含有类胡萝卜素成分的食品而不是通过摄取保健品来补充胡萝卜素。

# 有机硫化合物

▶ 有机硫化合物在百合科和天竺葵科的植物里广泛存在，有强烈的臭味和辛辣成分，具有很强的抗氧化作用。
▶ 大蒜中含有多种有机硫化合物，其预防癌症的作用在抗癌食品金字塔里得到了认可。

## 抗菌/杀菌作用及促进血液循环的作用

有机硫化合物是百合科（例如大蒜和长洋葱）以及白菜科（例如白菜和萝卜）中的所含有的气味和辛辣成分。

它是一种含硫的化合物，有丙氨酸、阿利辛和异硫氰酸酯等多种类型。它们的共同点是具有强大的抗氧化作用。另外，根据类型不同，有机硫化合物还具有抗菌和杀菌、溶解血凝块，并改善血液循环等的作用。

## 防癌效果好的是大蒜、西蓝花

其中，大蒜含有多种硫化合物，如蒜氨酸、异硫氰酸盐和甲基三烯丙基三硫等，具有很高的预防癌症作用。大蒜还有一个特征是，它的成分会随着烹饪方法的变化而变化，比如大蒜压碎后丙氨酸会转化为蒜素，和油一起加热时会产生被称为阿霍烯的物质。阿霍烯有很强的抗氧化作用，据说有抑制癌细胞增殖的作用。

大蒜位于美国抗癌特制食品金字塔（由美国国家癌症研究所宣布）的最顶端，建议每天少量服用。除了大蒜，白菜、洋葱和西蓝花也占据了有机硫化合物金字塔的顶端。

在有机硫化合物中，仅在西蓝花中存在的萝卜硫烷有很强的抗氧化作用，并有抑制癌变的作用。特别是对于胃癌，萝卜硫烷对致病性胃幽门杆菌的抑菌作用（抑制细菌的生长和增殖）已经得到了确认。

 常见考点

**有机硫化合物**

有机硫化合物的另一个名称是含硫化合物。在火山灰多的日本，硫的含量是欧美的几倍，日本人的硫化合物摄入量也相对较高。

 关键词

**蒜氨酸**

蒜氨酸是一种二烯丙基二硫。蒜氨酸本身几乎是无味的，但当蒜氨酸的细胞被破坏时，蒜氨酸会在蒜酶的作用下，转化成大蒜辣素，产生大蒜和洋葱特有的气味。

**抗癌特制食品金字塔**

美国国家癌症研究所（NCI）在1990年发表了抗癌特制食品金字塔。该研究所研究了具有预防癌症作用的蔬菜食品，并按抗癌效果的强弱顺序用金字塔形式表示出了前40种食品。

## 主要的有机硫化合物的种类和特征

| 名称 | 含量多的食品 | 主要的功能 |
|---|---|---|
| 蒜素 | 大蒜，大葱，洋葱，圆白菜，白萝卜，山葵 | 强抗氧化作用和消除疲劳的效果 |
| 大蒜素（当细胞被破坏时在酶的作用下产生） | 大蒜，大葱，洋葱，韭菜 | 强抗氧化性作用，抗菌杀菌的作用 |
| 异硫氰酸盐（当细胞被破坏时由酶的作用产生） | 大蒜，白萝卜，山葵，水萝卜，西蓝花，洋白菜，小松菜，水芥菜 | 抗氧化作用，杀菌作用，增进食欲，抑制癌症发病 |
| 二硫化二烯丙基（烯丙基二硫化物）（蒜素分解并产生） | 大蒜，洋葱，韭菜 | 抗氧化作用，解毒作用，防癌 |
| 硫代亚磺酸盐（催泪成分） | 洋葱 | 抗菌，杀菌作用，防过敏作用，预防糖尿病 |
| 萝卜硫素 | 西蓝花，萝卜苗 | 抗氧化作用，解毒作用，防过敏，防癌 |

## 具有强抗氧化作用的有机硫化合物

有机硫化合物除了具有强抗氧化性之外，还有杀菌作用。在美国有防癌作用的食品目录（抗癌食品金字塔）中，大蒜在顶点的位置，圆白菜和洋葱等富含有机硫化合物的食品也占据顶端位置。

大蒜，圆白菜，大豆，姜，胡萝卜，芹菜

洋葱，茶，姜黄，糙米，全麦，橙子，柠檬，葡萄柚，西蓝花，番茄，茄子，青椒，球芽甘蓝

网纹蜜瓜，罗勒，牛至，黄瓜，虾夷葱，菌类，海藻类，浆果，大麦

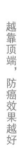

越靠顶端，防癌效果越好

● 防癌食品金字塔　美国癌症研究所

## 如何更好地摄取含硫化合物

蒜氨酸含量丰富的大葱和大蒜，在被压碎或切碎后，会生成大蒜素，抗氧化作用会增强，并产生强烈的香气。但是，由于大蒜素对热很敏感，因此在加热时要迅速加热。要注意的是，生大蒜刺激性很强，如果服用过多会损伤胃肠道黏膜。

第7章　植物化学成分（功能性成分）的作用

167

# 蛋白质类

POINT
► 蛋白质衍生出来的肽和氨基酸的功能成分也被用于营养补充剂和健康食品。
► 肽具有自己独特的功能。

## 蛋白质、肽和氨基酸的功能

蛋白质以及组成蛋白质的某些肽和氨基酸是功能性成分。

例如，胶原蛋白是一种蛋白质，约占构成人体的蛋白质的30%，是皮肤、骨骼和软骨的组成成分。不仅如此，它还为皮肤提供氧气和营养，从而使皮肤变得紧致，还可以预防骨质疏松症。

酪蛋白磷酸肽是一种肽，具有增加肠道中钙和铁吸收的作用。

有一些肽、氨基酸、蛋白质已经被用作了特保食品和保健食品。

氨基酸里的谷氨酸和天冬氨酸在中枢神经系统中充当神经递质的作用。另外，谷氨酸产生的 γ-氨基丁酸（GABA），可以改善大脑中的血液循环并激活大脑。

## 氨基酸结合生成的肽

肽是在摄入的蛋白质被消化酶分解后的产物，另外，而在某些发酵食品（如乳酪和酸乳）的生产过程中，由于微生物的作用也会产生肽。肽虽然是由氨基酸结合组成的，但它的功能却与氨基酸和蛋白质都不同。现在，具有降血压，减少中性脂肪和促进钙吸收作用的肽被认定为特保食品。

常见考点

肽

肽是在蛋白质分解为氨基酸的过程中产生的化合物，是由2~20个氨基酸结合在一起组成的。

关键词

特定健康食品

特定健康食品包含特定的健康功能成分（例如降血压和调节肠胃作用的成分）的食品，需要获得厚生劳动省的批准。

小笔记

氨基酸的种类

天然氨基酸有500多种，身体组成部分的氨基酸大约有20种。二者中都有功能性氨基酸。

## 主要的蛋白质种类和作用

| 分类 | 名称 | 含量丰富的食品 | 主要的作用 |
|---|---|---|---|
| 蛋白质类 | 胶原蛋白 | 牛筋，鳗鱼（蒲烧），鸡软骨，小鱼干，秋刀鱼 | 预防皱纹和皮肤下垂，预防骨质疏松症，改善眼睛疲劳 |
| | 甘氨酸 | 大豆，大豆制品（豆腐，油炸豆腐皮，纳豆等） | 预防高血脂，调节激素 |
| | 乳铁蛋白 | 干酪，酸乳，牛乳，布丁，脱脂乳粉 | 增强免疫力，抗菌，抗病毒的作用，改善贫血，调整肠内细菌环境 |
| | 凝集素 | 马铃薯，毛豆，大豆，豆角，小扁豆 | 预防传染病，提高免疫力。预防癌症 |
| | 酪蛋白 | 牛乳，干酪，鲜奶油 | 促进钙的吸收，强化免疫力，预防和改善高血压 |
| 肽 | 水解酪蛋白磷酸胜肽（CPP）* | 牛乳 | 促进钙的吸收，预防骨质疏松症 |
| | 芝麻肽* | 芝麻 | 抑制血压上升 |
| | 沙丁鱼肽* | 沙丁鱼 | 降压作用 |
| | 裙带菜肽* | 裙带菜，海藻类 | 降压作用 |
| 氨基酸 | 谷氨酰胺 | 海带等海藻类，大豆 | 体力恢复，消除疲劳，增强免疫力 |
| | 牛磺酸 | 章鱼，乌贼，鱼贝类 | 改善高血压，改善肝功能，改善脂肪肝 |
| | γ-氨基丁酸 | 发芽糙米，番茄，马铃薯，橘子 | 降压，安神，提高脑活性 |
| | 鸟氨酸 | 蚬，金枪鱼，平鱼，乳酪 | 提高肝脏功能，消除疲劳，提高免疫力 |

*得到特定健康用途食品的成分认定。

## 肽的生成

肽可以是通过氨基酸结合形成的，也可以是摄入蛋白质被消化酶分解成生成的，不同的肽有自己独特的功能。另外，在发酵食品的制造过程中通过微生物的作用也会产生肽。

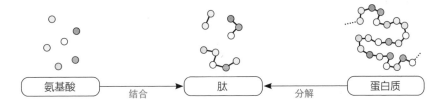

氨基酸　—结合→　肽　←分解—　蛋白质

# 类维生素类物质

POINT

► 类维生素类物质和维生素有类似的功能，有助于维持生命的成分的总称。
► 类维生素类物质有抗氧化作用，预防生活方式疾病、提高免疫力等作用，用于药物和补品中。

## 现在处于研究阶段的功能成分

类维生素物质是有类似于维生素的作用，或有助于维生素起作用的成分的总称。现在，已识别出的类维生素类物质有13种，和维生素的区别在于它们中的许多可以在体内合成，因此类维生素类物质是否缺乏不明确。

功能性成分仍处于研究阶段，但是很多许类维生素类物质有抗氧化作用，预防生活方式疾病和提高免疫力等作用，对于维持生命有着重要作用。其中一些类维生素类物质已经用作药物和营养品。

## 注意摄取过量

辅酶$Q_{10}$是在肉类和海鲜中被发现的脂溶性物质，广泛分布于心脏和肝脏中。它具有很高的抗氧化作用，可以用作预防生活方式疾病的营养品和治疗心力衰竭的药物。

维生素U是一种在圆白菜中发现的脂溶性成分，有形成胃肠道黏膜并修复受损组织的作用。它被用于许多胃肠道药物。

胆碱是水溶性的，是磷脂中的卵磷脂和作为神经递质的乙酰胆碱的组成成分。卵磷脂有抑制脂肪在肝脏中存储的作用，许多预防脂肪肝和动脉硬化的补品都含有胆碱。

不管怎样，都要注意大量摄取所引起的摄取过量问题。

 常见考点

**类维生素类物质**

类维生素类物质有和维生素类似的作用，但又不是维生素的物质。历史上被错误命名了维生素的物质也有，例如维生素P和维生素U。

 关键词

**辅酶$Q_{10}$**

辅酶$Q_{10}$也称为泛醌。它在肝脏、心脏、胰腺、肾脏等部位存在，还可以作为产生能量时的辅酶。它可以在体内合成，但随着年龄的增长，合成能力会降低。

**胆碱**

以胆碱为材料生成的乙酰胆碱是一种有望预防阿尔茨海默病的有效成分。市场上也有许多促进大脑活性的补品。

## 主要的类维生素类物质的种类的功能

| 名称 | 含量多的食品 | 主要的功能 |
|---|---|---|
| 辅酶Q$_{10}$ | 肝脏，牛肉，猪肉，金枪鱼，鲣鱼，鲭鱼，花生 | 高血压，糖尿病，心肌梗死的改善和预防，强抗氧化性，消除疲劳 |
| 胆碱 | 肝脏，蛋类，牛肉，猪肉，大豆，红豆 | 降压作用，预防动脉硬化，预防脂肪肝 |
| 维生素P（橙皮苷） | 橘子，柠檬，橙子，樱桃，杏，荞麦 | 强化毛细血管，预防高血压、高血脂，抗过敏的作用 |
| 维生素U | 圆白菜，生菜，芹菜，青海苔 | 保护和修复胃肠黏膜 |
| 肌醇 | 橙子，西瓜，蜜瓜，桃，柚子 | 预防脂肪肝，动脉硬化，脱发，维持神经的正常 |
| 硫辛酸 | 肝脏，菠菜，西蓝花，番茄 | 强抗氧化性，预防生活习惯病，消除疲劳 |
| 味酸（维生素B$_{13}$） | 根菜类，小麦胚芽，啤酒酵母 | 肝功能向上，预防老化 |
| 肉碱（维生素Bt） | 羊肉，牛肉，鲣鱼，红贝 | 燃烧脂肪，减肥效果 |
| 氨基甲酸（维生素B$_{15}$） | 未精制的谷物，芝麻，啤酒酵母，南瓜籽 | 抗酒精作用，预防肝硬化，防止因污染物引起的损伤，延长细胞寿命 |
| 阿米加达林（维生素B$_{17}$） | 杏，樱桃，李子，桃子的种子 | 控制和预防癌症。在美国被用作为抗癌药物"扁桃苷"，但在日本并未用于治疗使用 |
| 对氨基苯甲酸（PABA） | 啤酒酵母，牛乳，肝脏，蛋类 | 促进肠道中有益细菌的生长，防止白发和皱纹，有助于叶酸的合成 |

### 类维生素补充剂

　　类维生素类物质可以在体内合成，因此基本上不会缺乏。因为摄取过量引发的疾病也几乎没有，但事实是，与维生素和矿物质相比，对类维生素的许多研究还没有获得足够的数据。因此出于安全的考虑，尽量避免大剂量服用类维生素类物质，尤其是在怀孕或母乳喂养时期的妇女。

# 膳食纤维

**POINT**
► 一种碳水化合物，不能被人类消化酶所消化的植物成分。
► 谷物和蔬菜中富含不溶性膳食纤维，海藻和魔芋中富含水溶性膳食纤维。

## 它的功能性被作为"第七种营养素"引起关注

膳食纤维在植物性食品中含量很高，被定义为"不能被人体消化酶消化的食品成分"。

它是一种将许多糖连接在一起的结构，尽管它在食物组成表中与糖一起被标示为碳水化合物，但它没有产生能量的作用，膳食纤维的作用以前并没有得到重视。但是，它能吸附有害物质并从体内排泄有害物质，有增加肠道中良好细菌数量的功能渐渐引起了人们的关注，现在甚至被称为"第七种营养素"。

## 可抑制肥胖并改善肠道环境

膳食纤维有很多种，大致可分为不溶于水的不溶性膳食纤维和可溶于水的水溶性膳食纤维。

谷物、蔬菜以及虾和蟹的外壳中富含不溶性膳食纤维，它在吸收肠道中的水分后膨胀，激活肠道的蠕动，并可改善肠蠕动。

海带、裙带菜、魔芋等中富含水溶性膳食纤维，在肠中变成类似于果冻的黏性物质，这种性质减缓了肌体对糖的吸收并抑制了血糖水平的升高。

它们都很难被消化，因此可以抑制肥胖并改善肠道环境以预防癌症。

一般在正常饮食中不太可能出现摄取过多的情况。但是，使用补充剂时要小心。摄取过多可能会妨碍矿物质的吸收。

**常见考点**

糖类

糖类糖和膳食纤维的总称，其基本成分是单糖。膳食纤维几乎不含能量，因此除非膳食纤维的量非常大，否则碳水化合物的能量与糖的能量几乎相同。

**关键词**

第七营养素

糖、脂肪、蛋白质、水、维生素和矿物质被称为六大营养素。膳食纤维被称为第七种营养素，因为它也是人体所需的必不可少的成分。膳食纤维是肠道细菌的"食量"，分解产生的短链脂肪酸被吸收后能成为能源。它还可以预防结肠癌。

## 膳食纤维的种类和特征

| 分类 | 名称 | 含量多的食品 | 主要的功能 |
|---|---|---|---|
| 不溶性膳食纤维 | 纤维素 | 植物细胞壁的主要成分。它包含在谷物、牛蒡、大豆和其等植物性食品中，是我们摄入最多的膳食纤维。防止暴饮暴食和肥胖 |  |
| | 半纤维素 | 构成植物细胞壁的多糖中，除纤维素和果胶以外的部分。在蔬菜，豆类和谷物中含量丰富，具有抗氧化作用和增强免疫力的作用 | |
| | 壳聚糖，甲壳素 | 在虾蟹的壳里和菌类中含有，甲壳素经碱性处理后成为壳聚糖。它具有预防肥胖和高脂血症，并且改善肝功能的作用 | |
| | 果胶 | 在苹果、橘子等水果类以及薯类中含有。随着成熟，它变成水溶性的。可以改善肠道环境并缓解便秘 | |
| 水溶性膳食纤维 | 葡甘露聚糖 | 在魔芋中含量丰富。对糖和胆固醇的吸收极好，在胃部会膨胀，容易产生饱腹感。有助于减肥 | |
| | 植物胶 | 印度生长的豆类植物瓜耳的种子中所含的瓜耳胶是众所周知的。可以改善肠道环境，有通便作用。还有抑制血糖水平上升的作用 | |
| | 海藻多糖 | 天草中含有的琼脂糖，海带和藻类中含有的海藻酸。有很高的黏性和吸附性，还有降血压作用以及对生活方式疾病的预防作用 | |

## 富含膳食纤维的食物

| 分类 | 食品名称 | 膳食纤维（可食用部分100g的含有量）* | | | 目标值/g | |
|---|---|---|---|---|---|---|
| | | 水溶性/g | 不溶性/g | 总量/g | | |
| 谷类 | 裸麦 | 4.7 | 8.2 | 12.9 | | |
| | 燕麦片 | 3.2 | 6.2 | 9.4 | | |
| 蔬菜 | 白萝卜干 | 3.6 | 17.1 | 20.7 | 1人分 | 5 |
| | 豌豆 | 0.6 | 7.1 | 7.7 | 一大勺 | 10 |
| 菌类 | 木耳（干） | 0.0 | 57.4 | 57.4 | | |
| | 蘑菇干 | 3.0 | 38.0 | 41.0 | | |
| 水果 | 柿子干 | 1.3 | 12.7 | 14.0 | 一个 | 30 |
| | 干无花果 | 3.3 | 7.6 | 10.9 | 一个 | 30 |
| 豆类 | 豆角（干） | 3.3 | 16.0 | 19.3 | 一人份 | 25 |
| | 红豆（干） | 1.3 | 17.1 | 18.4 | 一人份 | 25 |
| | 小豆（干） | 1.2 | 16.2 | 17.8 | 一杯 | 25 |
| | 豌豆（干） | 1.2 | 16.2 | 17.4 | 一人份 | 25 |
| | 大豆（日本产，干） | 1.8 | 15.3 | 17.1 | 一人份 | 25 |
| | 黄豆 | 1.9 | 15.0 | 16.9 | 一大勺 | 6 |
| 种子类 | 栗子（煮） | 0.3 | 6.3 | 6.6 | 4个 | 50 |
| | 芝麻（磨） | 2.5 | 10.1 | 12.6 | 一大勺 | 10 |
| 海藻 | 羊栖菜（干） | — | — | 51.8 | | |
| | 烤海苔 | — | — | 36.0 | | |
| | 裙带菜（干） | — | — | 32.7 | | |
| | 海带（干） | — | — | 27.1 | | |

*数值来自《日本食品标准成分表 2015》（日本文部省）调查。

# 谨防儿童食品添加剂的食用过量

　　食品添加剂是在食品生产、加工和储存过程中添加的物质。食品添加剂包括通过化学反应生产制造的化合物以及从动植物中提取和精制的天然添加剂。添加剂有很多种类型，有些是食品的生产必不可缺的，例如制造豆腐和魔芋时的凝结剂，还有些是用于补充营养的维生素和矿物质以及用于为糖果和面包着色的焦糖等。

　　不管是哪种添加剂，都必须是厚生劳动大臣批准的产品，并且经动物实验等实测实验评估安全性，还需要明确每天允许摄入量（ADI）。

　　有的食品添加剂是在使用后才发现有致癌性等不安全因素的，所以，是在已被使用中后又被禁止使用的。因此，日本和其他国家关于食品添加剂的标准并不统一，有的食品添加剂其他国家禁止使用，但在日本可以使用。这也是很多人担心食品添加剂的原因之一。

　　此外，日本厚生劳动省针对食品添加剂有各种安全性测试，仅是对一种产品进行的测试。如果对同时摄入多种食品添加剂或对敏感人群进行测试，那结果会怎样是不可预期的。事实上，国外也有实验结果表明，某些化学合成的添加剂有增加儿童过敏性皮肤炎和注意力缺陷/多动症（ADHD）的风险。因此，敏感人群和儿童在摄取食品添加剂时，要了解食品添加剂的情况，避免过量食用，在某些情况下需要停止摄入这类食物。

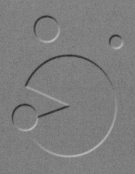

第 **8** 章

# 食物和营养

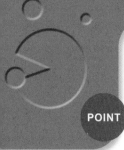

# 蔬菜、蕈类和水果类的营养

► 蔬菜中含有许多功能性成分，例如维生素、矿物质和膳食纤维，用心设计好每一餐。

► 每天享用一个苹果，多食用时令水果。

 蔬菜类 ······· **番茄**

## 番茄中的番茄红素具有很强的抗氧化作用

蔬菜中，除了有以果实为食的茄果类，以叶为食的叶菜，以根和茎为食的根茎类蔬菜外，还包括豆类和蕈类。

维生素和矿物质含量丰富，还需要摄取膳食纤维和植物化学物质等功能性成分。蔬菜营养素有助于糖、蛋白质和脂质的能量代谢的作用，也有增强免疫力、平衡激素的作用。

番茄是典型的茄果类蔬菜，番茄中含有的番茄红素是一种红色成分，具有很高的抗氧化作用，可预防癌症和动脉硬化。它还富含维生素C，可有效防止衰老并有美肌效果。

### 巧妙利用香辛类蔬菜

香辛类蔬菜通常用作料理调味料或者是为了增加菜品的美感而少量添加的，实际上营养丰富。蔬菜中，可预防癌症和动脉硬化的 $\beta$-胡萝卜素在荞麦中的含量最高；香芹中富含 $\beta$-胡萝卜素、维生素B类和维生素C等；生姜具有出色的驱寒和抗氧化作用。巧妙利用香辛类蔬菜的香气和辛辣味，还可以减少盐的使用。

### 食物搭配食用的要素

番茄和黄瓜一起进食时需要注意。这是因为黄瓜中含有一种被称为抗坏血酸酶的酶会破坏番茄中的维生素C。但是，当添加醋或加热后，抗坏血酸酶的作用就会失效。因此如果要一起食用这两种食材，尽量使用调味料和蛋黄酱。

### 美味和健康

番茄富含谷氨酸，谷氨酸是鲜味成分，在海带中大量存在。与含肌苷酸的肉类或海鲜一起加热时，由于协同效用可大大提高鲜味。谷氨酸在果皮附近含量很丰富，因此带皮烹饪很重要。

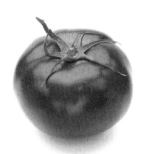

## 蕈类 ······ 香菇

**低热量，富含膳食纤维，适合作为减肥食品**

所有蕈类都富含维生素B、维生素D、膳食纤维和矿物质。维生素B群有助于三种主要营养素的代谢，维生素D可保护骨骼和牙齿的健康。由于蘑菇的热量很低，因此从控制体重的角度来说，蘑菇是非常好的一种食品。此外，丰富的膳食纤维具有缓解便秘和抑制血糖水平升高的作用，并可以预防生活方式疾病。

香菇富含麦角固醇，在阳光下会转变为维生素D。

### 美味和健康

阳光好的时候，香菇在阳光下干燥30min～1h，鲜味成分和维生素D的含量都会增加。干香菇的效果和在阳光下晒干的香菇产生的效果是一样的。发泡香菇时，长时间冷藏发泡，会产生更多的鲜味。

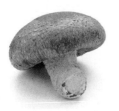

## 水果类 ······ 苹果

**苹果酸对肠胃有益，还可以缓解疲劳**

水果富含维生素、矿物质、膳食纤维和多酚。多酚是一种色素和苦味成分，可以去除活性氧并防止老化。为了你的健康，建议每天吃一个苹果。

苹果是最有营养的水果之一，有一种说法是"一天一个苹果，不需要医生"。苹果酸是一种酸性成分，可改善肠胃功能并有效缓解疲劳。苹果中富含钾，有助于排泄出多余的钠。

### 美味和健康

将苹果去皮后放置，多酚将会被氧化并变成褐色。去皮后立即浸泡在盐水中（在1杯水中加入1/5茶匙盐）或撒上柠檬汁，就会防止苹果变色和多酚的减少。此外，如果苹果带皮吃，还可以有效摄取果胶。

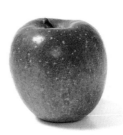

# 谷类、豆类的营养

▶ 谷物中含有大量人体能量来源的糖，因此谷物对于我们的健康来说很重要。糙米是富含维生素和矿物质，是优秀的食材。

▶ 对于豆类、脂肪含量较高的豆类和糖含量较高的豆类要区别食用。

## 谷物 ⋯⋯ 糙米

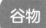

### 糙米中维生素和矿物质的含有量比精米要丰富

谷物是作为主食的一种食材，日本自古以来就以大米、小麦、黍和小米为主食。谷物的主要成分是糖，糖是人体必不可少的能量来源。根据《日本饮食摄入标准2015》，糖的每日目标能量需求为每日所需总能量的50%～65%。

糙米是比精米更有营养的谷物。糙米富含维生素E、维生素B类、钾和镁等矿物质以及膳食纤维，还具有抗氧化作用。

## 谷物 ⋯⋯ 荞麦粉

### 芦丁可以强化血管并预防动脉硬化

荞麦粉的主要成分是糖，此外它还富含蛋白质和维生素B类。蛋白质包含许多必需氨基酸，赖氨酸和色氨酸，是优秀的蛋白质食材。维生素$B_1$可以帮助糖代谢顺畅进行，并有消除疲劳的作用。芦丁是荞麦种子中包含的一种多酚。它具有很高的抗氧化作用，有增强毛细血管、预防动脉硬化和降低血压的作用。荞麦带皮磨出的黑色的全荞麦面粉中芦丁的含量比脱壳后磨出的含量要高。

---

### 美味和健康

由于糙米的表面比精米硬，做糙米饭时，可以把糙米洗净后在水中浸泡数小时，然后使用电饭锅、砂锅或压力锅煮熟，糙米饭就会变软。食用糙米饭满腹感持续的时间比精米饭要长，所以只需将精米换成糙米，就可以有效预防肥胖和缓解便秘。

---

### 荞麦面汤可以用来解酒

荞麦面汤中含有大量的荞麦面成分。其中的烟酸和胆碱可保护肝脏并有助于酒精的分解。因此有酒后喝荞麦面汤可预防宿醉的说法。

## 豆类 ……… 大豆

### 大豆预防大脑和身体衰老 改善更年期症状

豆大致分为脂肪含量高的和糖含量高的两类。大豆与花生都属于脂肪含量高的一类，脂肪含量约为20%，还是制作食用油的原料。蛋白质含量超过30%，因此被称为"田地里的肉"。大豆中必需氨基酸的含有量均衡，并且富含维生素和矿物质。另外还含有可有效改善更年期症状的异黄酮，可防止衰老的大豆皂苷，还有激活脑细活性的大豆卵磷脂。大豆应该是每天都出现在饭桌上的一种食材。

### 吸收率高的大豆制品

大豆不易消化，但豆腐、油炸豆腐皮、纳豆等大豆制品的消化吸率很高。纳豆是利用纳豆菌制成的，在发酵过程中会产生一种称为纳豆激酶的酶。这种酶可以抑制血栓的形成，另外，纳豆细菌可帮助好细菌生长和调整肠道环境。吸收率高的豆浆也可以用于各种料理。

## 豆类 ……… 小豆

### 低脂肪高蛋白有助于减肥

小豆和蚕豆、鹰嘴豆、小扁豆和花豆同属于高糖类豆。干燥后的豆子中糖含量超过50%，约20%是蛋白质。几乎不含脂肪，是一种低脂、高蛋白的减肥食材。它还富含维生素$B_1$、钾和铁，有助于疲劳恢复，缓解肿胀并且可以预防贫血。豆的外皮中含有苦味成分皂苷，具有抗氧化和促进血液循环的作用，有防止衰老并有驱寒的作用。膳食纤维还可以防止便秘。

### 关于食品的搭配

日本有一种豆类和其他蔬菜煮在一起的地方菜。当豆类与南瓜一起煮时，南瓜中丰富的$\beta$-胡萝卜素和维生素E的抗氧化作用会产生协同作用，有助于预防癌症和动脉硬化。

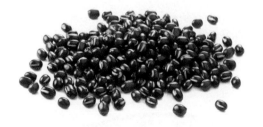

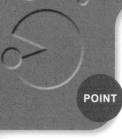

# 海鲜和海藻类的营养

POINT

▶ 要摄取足够的蛋白质和钙，就离不开鱼。富含DHA和EPA的青鱼（日本对脊背发青色的鱼的一种称呼，包括沙丁鱼、秋刀鱼、鲭鱼等）和富含胶原蛋白的白身鱼（鱼肉呈白色的鱼，包括比目鱼、平鱼、鲷鱼等）要合理搭配食用。

▶ 想减肥的话，多吃低热量、富含膳食纤维的海藻。

## 海鲜类 ······ 斑点莎瑙鱼

### 青鱼中富含DHA和EPA

鱼大致分为青鱼（鱼肉是红色）和白身鱼（鱼肉为白色）。青鱼有沙丁鱼、秋刀鱼、鲭鱼等，鱼身呈蓝色，红色的肉中含有丰富的维生素和矿物质。青鱼中富含不饱和脂肪酸DHA和EPA。

斑点莎瑙鱼的EPA含量尤其丰富，可有效预防动脉硬化。鱼背和鱼腹之间黑色的部分，富含铁和牛磺酸，可预防贫血。斑点莎瑙鱼中还含有大量的钙和维生素D，可保护骨骼健康。但是，斑点莎瑙鱼的鲜度下降很快，因此请选择眼睛清澈，腹部紧实的鱼，尽量在鱼还新鲜的时候吃完。

### 食材搭配

DHA和EPA有容易被氧化的缺点，但是当和番茄同煮时，由于番茄红素和维生素C具有强大的抗氧化作用，可以防止DHA和EPA被氧化。
● 烹饪实例：番茄煮沙丁鱼

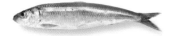

## 海鲜类 ······ 黄条纹拟鲽

### 黄条纹拟鲽富含牛磺酸可预防生活方式疾病

与其他白身鱼一样，黄条纹拟鲽的鱼肉是白色的，热量低，易于消化，可以用作离乳食品。有种说法是"左扁口鱼，右鲽鱼"，通常是眼睛在身体右侧的鱼是鲽鱼。

牛磺酸含量丰富，具有保持人体细胞正常的功能，并有使血压和血糖水平恢复到正常水平的作用。它还富含维生素$B_1$和维生素$B_2$，对缓解疲劳和保持皮肤健康有效。

带鱼子的鲽鱼，尽管鱼身的肉比较少，但是美味的鱼子中富含视黄醇（维生素A）。

### 食材搭配

鲽鱼与蘑菇一起用锡纸包起来烤制是低热量且健康的菜肴。

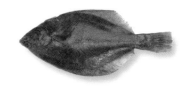

海鲜类 ……… 蚬

## 氨基酸和维生素B$_{12}$ 改善肝功能

蚬是能增强肝脏功能且能有效预防宿醉的一种食材。蚬富含氨基酸，其中的丙氨酸和谷氨酰胺可以增加代谢酒精的酶的活性。鸟氨酸、甲硫氨酸和牛磺酸有助于肝脏排毒。此外，它还含有大量的可增强肝脏功能的维生素B$_{12}$，氨基酸和维生素的相乘作用，可以有效地防止宿醉。

它还含有大量铁，其含量甚至超过了牛肝。维生素B$_{12}$还有助于血液的形成，铁是红细胞的重要成分，二者在一起也可预防贫血。

### 美味和健康

蚬的大酱汤，蚬和味噌里的氨基酸的组合，形成复杂的鲜味让汤变得极其美味。另外，味增中所含的胆碱可防止酒精转换为脂肪在肝脏中堆积。

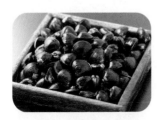

海鲜类 ……… 裙带菜

## 减肥和缓解便秘很有效的食材

三月到五月是裙带菜收获的季节。新鲜的裙带菜柔软可口，季节性收获的裙带菜也会被制成干货或盐腌产品。

裙带菜，热量低且富含膳食纤维，是想要节食或缓解便秘的人们的理想食材。此外，它富含β-胡萝卜素，可保护皮肤和黏膜。多吃裙带菜可增加人体对感冒和流感的抵抗力。裙带菜含碘丰富，碘是成长中的儿童和孕妇的必需矿物质。另外，它还富含钾，有助于排出体内多余的盐分，消除浮肿。

### 食材搭配

裙带菜和大葱是味噌汤里最常见的食材，但是将这二者一起食用并不好。这是因为大葱中的磷会影响人体对裙带菜中钙的吸收。但是，维生素D有保持和平衡钙磷的作用，因此与青鱼和银鱼干一起食用比较合理。

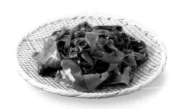

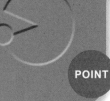

# 肉类的营养

POINT

▶ 除了众所周知的牛肉、猪肉和鸡肉外，氨基酸含量高的肉类还包括绵羊肉、野鹿肉和野猪肉。

▶ 肝脏中脂肪少，并且是"营养宝藏"，可以提高免疫力、预防动脉硬化。

## 肉类 ······ 牛肉

**吸收率高的血红素铁可改善贫血**

牛肉的主要成分是蛋白质和脂肪，其中铁和锌含量也很高。

蛋白质的平均含有率为11%～22%，20种氨基酸均衡的分布在其中。脂肪的含有率为5%～45%，因为部位不同而不同。如果摄入脂肪过多，在体内会以中性脂肪的形式积累，因此应避免食用脂肪比例高的腰部和腹部的肉，并选择食用瘦肉多的里脊肉和大腿肉。

肉中的红色素铁和蔬菜食品中的非红色素铁相比，具有更高的吸收率，因此对改善贫血更有效。

### 美味和健康

为了在饮食中尽量少摄入脂肪的同时享受美味，脂肪分布均匀的胸骨肉适用于涮锅。而五花肉适用于煮肉，应该在烹饪前稍微煮一下。烤肉时，最好用植物油代替牛肉脂肪，或不使用任何油，用肉本身的脂肪来烤肉。

## 肉类 ······ 猪肉

**维生素$B_1$有助于减轻疲劳**

猪肉富含蛋白质、脂肪和维生素$B_1$。

和牛肉一样，蛋白质的蛋白质消化率校正氨基酸评分为100，是极好的蛋白质来源。如果摄入过多的脂肪，会引发生活方式疾病，因此，在食用之前，最好去掉多余的脂肪。

维生素$B_1$具有去除引起疲劳的乳酸的功效，自古以来就被用于减轻疲劳。猪肉中的维生素$B_1$的含量约为牛肉的8倍，在里脊和大腿肉中尤为丰富。此外，猪肉还含有大量的钾，可以消除浮肿。

### 食材搭配

猪肉与含硫的大蒜和大葱一起搭配食用时，会更有效地吸收维生素$B_1$。

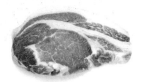

## 肉类 …… 鸡肉

### 去除鸡皮后的鸡肉是低脂肪的有助于减肥的食材

鸡肉的主要成分是蛋白质和脂肪，还富含视黄醇和硒，它们在体内和维生素A有一样的功能。

鸡肉中的大部分脂肪都包含在鸡皮中，因此去掉鸡皮，鸡腿肉的脂肪含量约为5%，鸡胸肉的脂肪含量约为2%，鸡里脊本来就没有皮的，脂肪含量约为1%，这个脂肪含量是非常低的。即使在节食期间，也可以吃去掉鸡皮的鸡肉而不必担心脂肪。

视黄醇可增强皮肤和黏膜，并保持美丽的皮肤。另外，它与硒一样具有抗氧化作用，二者的协同作用可以有效预防衰老。

### 食材搭配

帮助消化白萝卜的酶，也会增强鸡肉的消化吸收。另外，白萝卜中的维生素C会增进皮肤的美容效果。

## 肉类 …… 肝脏

### 猪肝富含维生素A和维生素B_2

不管是牛肝、猪肝和鸡肝中都含有大量的优质蛋白质、视黄醇、维生素$B_2$和铁，所以肝脏被称为"营养宝藏"。而且脂肪含量少，脂肪含量在4%以下。

视黄醇在猪肝和鸡肝中含量特别高，牛肝和猪肝中的维生素$B_2$含量非常高，每天只要摄入50g猪肝就可以达到成年人维生素的建议摄取量。视黄醇（维生素A前体）与维生素$B_2$共同作用，可增强皮肤和黏膜、增强免疫力并预防动脉硬化。

### 美味和健康

用流水彻底冲洗肝脏后，再在牛乳中浸泡大约30min，因为牛乳蛋白质中所含的胶体颗粒会吸收肝脏的腥味，吃起来会更好吃。

 Athletics Column

### 想要增强肌肉就要适度的运动/休息并加强蛋白质的摄入

提到增强肌肉，首先想到的营养素就是蛋白质。肉、乳制品、大豆和大豆制品中蛋白质含量很高，蛋白质代谢需要维生素$B_1$、维生素$B_2$和维生素$B_6$。因此，在摄取蛋白的同时也注意摄取这些维生素。另外，运动与营养都不可或缺。如果想要特意训练某一部分的肌肉，那么，应该针对该区域进行训练，让自己觉得稍微吃力的运动量会对肌肉训练很有效。肌肉纤维被破坏后会重新被修复，可以强化肌肉。

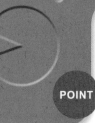

# 蛋类、乳类的营养

**POINT**
▶ 蛋类中几乎含有除了碳水化合物和维生素C以外的大多数营养素，因此常作为营养补充。同时，它对预防痴呆也很有效。
▶ 乳制品中的酸乳可以改善肠道细菌的平衡，因此最好每天都摄入。

## 蛋类 ⋯⋯ 鸡蛋

### 蛋黄中所含的胆碱可以预防痴呆

鸡蛋里各种营养成分均衡，因此被称为是完全营养食品（就是营养全面的食品）。

蛋清主要由蛋白质组成，并含有维生素B$_1$和溶菌酶。溶菌酶还可用作感冒药，因为它具有很高的杀菌作用，并具有增强免疫力的作用。

蛋黄中含有除了碳水化合物和维生素C以外的大多数营养素，尤其是富含维生素A、维生素B$_1$、维生素B$_2$、铁和钙。类维生素中的胆碱可激活大脑功能并预防痴呆。

#### 美味和健康

鸡蛋中含有的维生素B和溶血素对热很敏感，因此，如果以摄取这些成分为目的的话，最好生食。卵黄的颜色比较深，这是因为鸡饲料中含有 $\beta$-胡萝卜素。自由放养的鸡所产的蛋的卵黄发白。

#### 生鸡蛋要尖头朝下存放的原因

由于生鸡蛋会通过蛋壳表面上的小孔实现蛋内的二氧化碳和空气中的氧气交换，所以比熟鸡蛋的保存期要长。尖头朝下的理由有两个：一个是尖头那一端蛋壳强度更大，还有一个原因是有圆头的一端有气室，细菌容易生长，将圆头朝上可以使气室远离蛋黄。鸡蛋放在冰箱里（10℃或更低）更易于保存，可以抑制沙门菌的生长。

#### 食材搭配

鸡蛋可和富含维生素C与膳食纤维含量高的食物一起食用。例如，在早晨，可将芹菜或猕猴桃加到炒鸡蛋中。如果只有一个菜，那么建议使用苦瓜炒蛋，黄麻炒鸡蛋或者西蓝花银荆花沙拉。

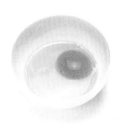

## 乳类 ⋯⋯⋯ **牛乳**

### 一杯牛乳可以提供的钙是每天所需钙量的三分之一

牛乳主要有几种，从奶牛身上挤出的"生乳"，生乳灭菌后的"普通牛乳"，从生乳中除去一些水分和乳脂而制成的"成分调整牛乳"，还有以生乳为材料制成的低脂的"加工乳"。

它们都富含蛋白质、脂质、糖和矿物质，必需氨基酸含量均衡。特别是含钙丰富并且钙的吸收率也高，一杯（200mL）牛乳中的钙就可以满足成人每天所需量的三分之一。

**食材搭配**

与南瓜配合使用可有效防止脱发。牛乳中富含可以生成头发的蛋白质和可以激活头发根细胞功能的维生素$B_2$。而南瓜中含有的胡萝卜素，有助于维生素$B_2$更好地发挥作用。

● 烹饪实例：南瓜布丁，南瓜汤

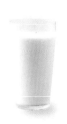

## 乳类 ⋯⋯⋯ **酸乳**

### 乳酸菌的作用是可以消除便秘、增强免疫力

酸乳是以牛乳为原料通过乳酸菌发酵制成的一种发酵乳/乳酸菌饮料。

酸乳除了与牛乳相同的成分外，它还包含双歧杆菌和保加利亚乳杆菌等乳酸菌。乳酸菌有200多种，其中有用的细菌可以改善肠道细菌的平衡，帮助缓解便秘并增强免疫力。不同的乳酸菌功能不同。例如，LG21乳酸菌不怕酸，即使是在胃里，也可以发挥作用，保护胃免受幽门螺杆菌的侵害。

**美味和健康**

在杯子上安装一个咖啡滤器，在滤器里放咖啡滤纸。将酸乳倒入滤纸，在冰箱中静置数小时，就会沥干的酸乳里的水分制成无水酸乳。用无水酸乳代替新鲜的奶油和干酪来烹饪和制作甜食的话，脂肪含量和热量就会降低。

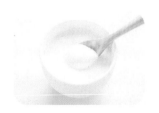

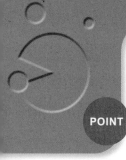

# 烹饪和营养

**POINT**
► 为了减少饱和脂肪酸的摄入，要想办法减少肉中的脂肪含量。
► 为了减少盐分，可以巧妙利用清汤、香草和香料。
► 蔬菜水溶性维生素可防止营养流失，脂溶性维生素可以提高吸收率。

## 通过烹饪脂减少肪和盐分的要点

为了预防或改善生活方式疾病，建议少食用脂肪和盐分，多吃蔬菜。为了这个目的就需要在烹饪手法上下功夫。

根据《日本饮食摄入标准2015》，成年人脂肪的摄取标准是总能量的20%～30%，动物脂肪中丰富的饱和脂肪酸的摄取量在7%以下。为了减少饱和脂肪酸的摄入，可选择脂肪较少的牛里脊肉和猪里脊肉，鸡肉里脊肉进行烹饪。如果肉上带有脂肪，可以在烹饪前先去除脂肪，肉片可以用热水焯一下，大块肉的话可以煮之后再进行烹饪。

男性的每天食盐量的摄取量应少于8g，女性应少于7g。减少盐分的烹饪技巧是：①使用海带和沙丁鱼调制的清汤。②使用生姜、紫苏和胡椒等香辛料蔬菜。③在烹饪的最后环节再加调味料。④桌子上不放酱油。⑤使用低盐调味料。⑥使用矿物质含量丰富的天然盐等。

烹调蔬菜时，要能够让人体尽量有效地摄取各种营养。水溶性维生素中，维生素C易于被氧化和加热，并具有易溶于水的性质。应购买新鲜的蔬菜并尽早进行烹饪，清洗或煎炸的时间要短，煮菜时不要丢弃菜汤，要和菜一起食用。

脂溶性维生素不怕热，与油一起食用时会提高脂溶性维生素吸收率。可以和肉一起烹饪，也可以用油炸。生吃的时候，可以浇上调料油。

 常见考点

**饱和脂肪酸**

肉、黄油和乳酪等动物脂肪中所含的脂肪酸。脂肪酸由碳（C）、氢（H）和氧（O）组成，饱和脂肪酸不具有碳碳双键，不饱和脂肪酸具有碳碳双键。

 关键词

**水溶性维生素**

一种维生素，易溶于水，不耐热。有九种，包括维生素B$_1$、维生素B$_2$、维生素B$_6$、烟酸、泛酸、叶酸、维生素B$_{12}$、生物素和维生素C。

**脂溶性维生素**

不溶于水的耐热维生素。有四种，分别是维生素A、维生素D、维生素E和维生素K。

## 不同季节中蔬菜的营养成分值

在营养素中，维生素C和胡萝卜素的含量会随季节不同而有所变化。12月到次年1月的菠菜，6月到9月的番茄，营养价值最丰富。

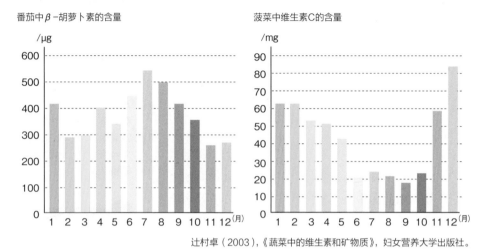

番茄中β–胡萝卜素的含量

菠菜中维生素C的含量

辻村卓（2003），《蔬菜中的维生素和矿物质》，妇女营养大学出版社。

## 第四版食品成分表和第七版食品成分表中营养成分的比较

将1982年发布的第4次修订的《日本食品标准成分表》和2015年第7次修订的《日本食品标准成分表》相对比，就可以看出蔬菜中营养素的变化，很多营养素都减少了。成分表显示的是全年摄入的平均值。蔬菜的营养成分在收获季节达到峰值，然后会减少，因此将全年可食用的蔬菜的营养成分平均值与仅在某个季节才出产的季节性蔬菜的营养成分值相比，数值比较低。

单位：可食用部分100g

| 食品名称 | | | 无机物 | | | | | | | | 维生素 | | | | | | 膳食纤维 | | |
|---|---|---|---|---|---|---|---|---|---|---|---|---|---|---|---|---|---|---|---|
| | | | 钠 | 钾 | 钙 | 镁 | 磷 | 铁 | 铅 | 铜 | 胡萝卜素 | E | B₁ | B₂ | 烟酸 | C | 水溶性 | 不溶性 | 总量 |
| | | | /mg | /mg | /mg | /mg | /mg | /mg | /mg | /mg | /μg | /mg | /mg | /mg | /mg | /mg | /g | /g | /g |
| 西蓝花 | 花蕾、生 | 第四版 | 6 | 530 | 49 | 30 | 120 | 1.9 | 1.1 | 0.11 | 720 | 1.8 | 0.12 | 0.27 | 1.2 | 160 | 1 | 3.8 | 4.8 |
| | 花序，生 | 第七版 | 20 | 360 | 38 | 26 | 89 | 1 | 0.7 | 0.08 | 800 | 2.4 | 0.14 | 0.2 | 0.8 | 120 | 0.7 | 3.7 | 4.4 |
| 菠菜 | 菜，生 | 第四版 | 21 | 740 | 55 | 70 | 60 | 3.7 | 0.77 | 0.18 | 5200 | 2.5 | 0.13 | 0.23 | 0.6 | 65 | 0.8 | 2.7 | 3.5 |
| | 叶，全年，生 | 第七版 | 16 | 690 | 49 | 69 | 47 | 2 | 0.7 | 0.11 | 4200 | 2.1 | 0.11 | 0.2 | 0.6 | 35 | 0.7 | 2.1 | 2.8 |

《日本食品标准成分表（第四版）》《日本食品标准成分表2015》（第七版）。

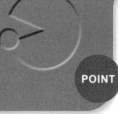

# 食物中毒的原因和对策

► 细菌引起的食物中毒有两种：细菌在肠道中生长的传染型和食物中的毒素进入人体的毒素型。

► 为了预防食物中毒，请遵守日本《食品卫生法》和《大规模烹饪设施卫生管理手册》。

## 食物中毒的原因和种类

食物中毒的原因分为四种：细菌/病毒、寄生虫、化学物质和天然毒物。发生率最高的是细菌和病毒引起的食物中毒。

由细菌引起的食物中毒有两种类型：传染性和毒素性。传染性食物中毒是指，随食物一起进入人体的细菌在肠道中繁殖引起的中毒。沙门氏菌和弯曲杆菌等病原菌的潜伏期长，发病迟是这类中毒的特征。毒素性中毒是指，细菌在食物中增殖产生毒素，当进食这种已经产生毒素的食品时，就会发生中毒。致病菌是黄色葡萄球菌和肉毒杆菌等等，这类中毒的特征是，潜伏期短，并且就是对食物加热也不能防止中毒。

## 食物中毒的数量和原因由日本食物中毒统计部门公布

日本《食品卫生法》规定，作出食物诊断的医生应向保健所报告食物中毒病例。该数据由日本厚生劳动省汇总，并每年发布食物中毒的统计数据，该统计始于1952年。根据这个统计数据，20世纪50年代的日本食物中毒数量每年约为2000起，近年来已下降至每年约1000起。从食物中毒事件来看，从六月到十月的炎热季节，沙门氏菌、弯曲杆菌、右旋糖和致病性大肠杆菌等引发的中毒事件多见。诺如病毒引发的中毒事件大多在冬季发生，但由于全年都有可能发生，因此需要谨慎。

日本《食品卫生法》和《大众烹饪设施卫生管理手册》中详细介绍了防止食物中毒的措施。对于从事烹饪的人来说，一定要理解并遵守其中的内容。

**常见考点**

**《食品卫生法》**

日本《食品卫生法》从公共卫生的角度制定的有关食品的法规和措施的法律。食品卫生法颁布于1948年，2003年进行了大规模修订。

**关键词**

**天然毒药**

有毒的蘑菇、河豚、有毒的贝类等。

**大量烹饪场所卫生管理手册**

为了防止大规模制造食品的场所（日本的给中小学校提供午餐的地方等）发生食物中毒事件，以HACCP为基础，应对这类场所的烹饪过程中特别需要的注意点进行总结。

## 引起食物中毒的原因和发生状况

| 引起中毒的物质 | | | 发生情况 | | |
|---|---|---|---|---|---|
| | | | 事件数 | 患者数 | 死者数 |
| 总数 | | | 976 | 19355 | 2 |
| 细菌 | | | 440 | 7210 | — |
| | | 沙门氏菌 | 35 | 440 | — |
| | | 葡萄球菌 | 26 | 1277 | — |
| | | 肉毒杆菌 | — | — | — |
| | | 肠炎弧菌 | 6 | 47 | — |
| | | 肠道出血性大肠杆菌（志贺菌毒素） | 25 | 766 | — |
| | | 其他致病性大肠杆菌 | 3 | 81 | — |
| | | 威尔士木耳 | 25 | 2373 | — |
| | | 蜡状真菌 | 6 | 44 | — |
| | | 耶尔森氏鼠疫杆菌肠道病 | 1 | 16 | — |
| | | 空肠弯曲菌/古里 | 306 | 1893 | — |
| | | 纳布弧菌 | 1 | 1 | — |
| | | 霍乱真菌 | — | — | — |
| | | | — | — | — |
| | | | 1 | 18 | — |
| | | | — | — | — |
| | | 其他细菌 | 5 | 254 | — |
| 病毒 | | | 301 | 10707 | — |
| | | 诺如病毒 | 293 | 10506 | — |
| | | 其他病毒 | 8 | 201 | — |
| 寄生虫 | | | 122 | 508 | — |
| | | 黏孢子虫 | 43 | 429 | — |
| | | 肉孢子虫 | — | — | — |
| | | 海兽胃线虫 | 79 | 79 | — |
| | | 其他的寄生虫 | — | — | — |
| 化学物质 | | | 10 | 70 | — |
| 天然毒物 | | | 79 | 288 | 2 |
| | | 植物性自然毒物 | 48 | 235 | 1 |
| | | 动物性自然毒物 | 31 | 53 | 1 |
| 其他 | | | 1 | 123 | — |
| 不明原因 | | | 23 | 449 | — |

参考日本食物中毒统计（2014），日本厚生劳动省。

## 引起中毒的病菌，食品，症状，预防方法

| 病菌名 | 食品 | 症状 | 预防办法 |
|---|---|---|---|
| 沙门氏菌 | 鸡蛋，鸡肉，猪肉 | 感染后半到两天出现恶心，腹痛，腹泻，发烧（38℃左右）。在1~4d内恢复 | 充分加热食物。充分清洗炊具并消毒 |
| 葡萄球菌 | 烹饪后的食品 | 感染后3h内就会引起恶心和腹泻。差不多会在24h内恢复 | 不用有伤口的手烹饪。彻底清洗和消毒炊具 |
| 肠道出血性大肠杆菌 | 肉，井水 | 它在感染后2~10d发病，出现严重的腹痛和腹泻，并出现血便。会引起尿毒，抽搐和意识障碍 | 处理肉类的炊具要用开水消毒。认真洗手，食材要洗净并加热 |
| 魏氏梭菌 | 熟仓，咖喱，汤等 | 感染后约12h发病。会有腹泻但腹痛不严重。在1~2天内恢复 | 在43~47℃，细菌数量增加到一定程度才会发病。煮熟的食物不要放在室温下，而是将其存放在冰箱中 |
| 弯曲杆菌 | 肉，饮用水，PET瓶装饮料 | 从感染到发病有2~7d。开始是发烧，头晕，肌肉疼痛，之后出现恶心和腹泻。数小时到2d即可恢复 | 彻底洗手。充分加热肉，认真清洗并消毒餐具 |
| 诺如病毒 | 牡蛎等双壳纲，继发感染 | 感染后1~2d内发病。恶心，腹泻，腹痛。发烧（38℃左右），可能会发生脱水 | 彻底洗手并消毒炊具。避免吃生的双壳纲贝类 |

# 老年人吃肉食好还是不好

一方面，老年人营养不良所引起的肌肉减少症和老年衰弱综合征的问题越来越受到人们的重视，另一方面，试图通过食用肉类来维持健康的人数正在增加。

因为肉类动物性蛋白质中氨基酸含量丰富，它是肌肉、内部脏器、皮肤等组织的基本材料，而且对于产生增强免疫力的免疫球蛋白非常重要。但是，考虑到日本人的生活方式疾病随着日本人的饮食西化而增加的实际情况，不能简单地说多食用肉类就一定会带来健康。

肉类不只是良好的蛋白质来源，还富含饱和脂肪酸。而饱和脂肪酸是引起动脉硬化的原因之一，在饮食摄入标准中，脂肪的摄入目标应在总能量的7%以下。

另外，随着年龄的增长，消化系统的功能变得越来越弱，增加胃的负担，出现消化不良，使没有完全消化的食物进入肠道，那么肠内细菌就会失去平衡，从而导致便秘和腹泻。

现在六七十岁的人，由于在学生时代就在学校的午餐中接触到面包和牛乳，所以对西方饮食并不陌生，喜欢吃肉的人也很多。对于喜欢吃肉的人群，一下子大量减少肉类的摄入量会降低他们对吃饭的乐趣。所以不建议突然大量减少肉类的供应量，而是要适当控制肉类的供应量和供应次数，在避免发生营养不良的同时慢慢增加以鱼和大豆制品类的食品作为蛋白质来源。

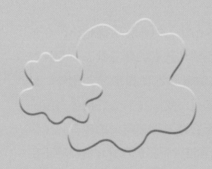

# 第 9 章

# 疾病和营养的关系

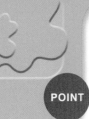

# 营养疗法的目的和作用

## 成功的营养疗法还可以降低医疗费用

营养疗法是以营养不良人群或患者为对象，通过营养保健管理来改善其营养状态治愈疾病的一种治疗方法。特别是在消化系统疾病引起营养摄取不足以及消化吸收不良，糖尿病患者的血糖控制，以及老年人的吞咽疾病和褥疮等的治疗上，营养疗法是必不可少的。

2000年日本对《营养师法》的修订明确指出，在医院，营养师的工作内容是评估患者的营养状态，并且根据患者的营养状况来提供营养管理和指导。此外，自2005年以来，日本相关部门还要求在养老机构等实施营养保健管理。目前，对于有营养管理需要的患者，由营养支持小组（NST）对患者进行营养护理管理的设施正在增加，这在患者的尽早恢复、并发症的减少、生活质量的改善、医疗费用的减少等方面起到了很大的作用。同时也为医院和介护中心建设这些设施节省了经费，营养疗法的益处是显而易见的。

## NST是一只可以期待的医疗团队

NST是一个专家团队，是以医生、护士、营养师、药剂师为核心的，加上职业治疗师和临床实验室技术人员等医疗人员组成的专业人员队伍。

作为NST专门团队，例如褥疮和吞咽小组在一些设施中有很好的实际效果。

 常见考点

**营养保健管理**

营养保健管理是为了合理地进行营养管理的一个系统，可对营养状况进行评估和判断，根据结果制定营养护理计划，不仅将其付诸实践而且要对最后的效果进行评估。

 关键词

**营养支持小组（NST）**

NST是Nutrition Support Team的缩写，NST由医生，营养师和护士等专业人士组成的团队，利用专业人士的专业知识和技能，以最佳的方式为患者提供营养支持。

**QOL**

Quality of Life的缩写。意思是"生活质量"。在医学方面，不应只是单纯考虑到治疗患者的疾病，还要考虑到为患者提供令人满意的生活。

 小笔记

**营养疗法**

营养疗法是对营养不良者或患者的紧急治疗方法之一。饮食疗法比营养疗法更广泛地被应用，不仅适用于生病的人，也适用于如果不加治疗就会生病的人。

## 日本营养保健管理的实行顺序

| | |
|---|---|
| 营养筛查 | 对有营养问题的人进行问诊和观察，以及饮食调查，用简单的方式发现问题 |
| 营养评估 | 根据血液检查结果评估和判断营养状况 |
| 营养保健计划 | ● **营养补给**　确定能量和营养的补充量和补充方法 |
| | ● **营养饮食指导**　制定咨询计划，让人们养成正确的饮食习惯 |
| | ● **多学科联合的营养保健**　与医生、护士和牙医等医疗工作人员协作 |
| 实施 | 按照计划实施营养护理。发现问题及时改善 |
| 监测 | 对营养保健的对象进行调查，对实施中营养保健的内容进行检讨 |
| 评价 | 对营养保健的内容和结果进行多方面的评价，决定是否继续进行计划，如果继续还要考虑继续的问题点虑是否要继续，如果存在，则要考虑问题 |

## 日本有关临床营养的专业资格认证

进行营养治疗需要高度的专业知识。获得资格认证是提高水平的一种方法。

| 名称 | 取得的条件 | 认定机关 |
|---|---|---|
| NST协调员 | 日本病理生理与营养学会会员的医生和管理营养师为对象。需要所在工作单位的领导的推荐信，自己准备关于营养评价的一个病例 | 日本新陈代谢与临床营养学会 |
| NST专门治疗师 | 有管理营养师、护士、牙医、药剂师、临床实验室技术员等资格，并且在医疗和福利机构工作了5年以上。参加日本肠外营养学会学术研讨并获得学分等 | 日本临床营养与代谢学会 |
| 临床专门营养师 | 有管理营养师的资格，成为日本病理生理学与营养学会会员2年以上，在医疗机构拥有3年以上的营养管理工作经验。参与学会的会议、活动，有关于营养以及营养管理的报告 | 日本新陈代谢与临床营养学会 |
| 日本糖尿病疗养指导士 | 有护士、营养师、药剂师、临床实验室技术员和物理治疗师的资格之一。在符合条医疗机构从事糖尿病患者的医疗指导2年以上同时，并且总计1000h以上的医疗指导的经历 | 日本糖尿病疗养指导士认定协会 |
| 健康咀嚼指导士 | 参加健康咀嚼指导的讲习班，并通过认证考试。拥有牙科卫生、管理营养师、营养师、公共卫生护士、护士、言语治疗师，医生等资格，或者在医院、牙科诊所、福利/护理机构等工作了2年以上，从事咀嚼和健康相关的医疗服务，指导和咨询的工作 | 特定非营利活动法人日本咀嚼学会 |

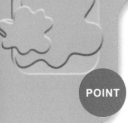

# 对生活方式疾病的对策

▶ 生活方式疾病包括癌症、心脏病、脑血管疾病、动脉硬化等。生活方式疾病是由于生活习惯引起的疾病的总称。

▶ 作为预防对策，最初的一步是要对于容易发生生活习惯病的新陈代谢综合征人群进行预防。

## 从预防新陈代谢综合征的目的出发的特定医学检查/特定健康指导

生活方式疾病是由饮食、运动、吸烟、饮酒和压力等生活方式习惯引起的疾病。在日本三大死亡病因的癌症、心脏病、脑血管疾病，增加了引起心脏病和脑血管疾病风险的动脉硬化、糖尿病、高血压和血脂异常等都是生活方式疾病。

早期阶段进行预防，发现和改善可以引发生活方式疾病的原因。作为预防措施，代谢综合征（内脏脂肪综合征）引起了人们的注意。

代谢综合征是内部脏器周围有脂肪堆积的情况，并不是疾病。但是，如果生活方式保持原状，代谢综合征转变为生活方式疾病的可能性非常高，在代谢综合征的阶段进行改善可以有效减少生活方式疾病的发病。因此，从2008年4月开始，日本针对40～74岁加入医疗保险的人群，相关部门进行了专门的身体检查和特定的健康指导，并且给那些患有代谢综合征的人提供了健康指导。

代谢综合征的诊断标准如第193页所示。通过专门的医学做检查找出有内脏脂肪肥胖和动脉硬化的危险因素，以达到预防疾病的目的。

根据诊断结果，提供三种类型的健康指导。其中，有激励的支持和积极支持，是在医生、保健妇女和营养学家等的指导下，鼓励和督促患者自愿地改变生活方式，并根据结果进行评价和对生活方式的适当调整。

 **常见考点**

**生活方式疾病**

生活方式疾病以前被称为"成人疾病"。但是由于未成年人也会发病，1996年，厚生劳动省（现厚生劳动省）将名称更改为当前名称。

 **关键词**

**特定身体检查/特定健康指导**

官方名称是特定的健康检查和特定的健康指南，也被称为新陈代谢综合征人群的医学检查。先前的医学检查的目的是早期发现和治疗疾病，但是这个检查的目标是"预防疾病"。

**激励支持，积极支持**

激励支持是自己的意志决定目标，并改变自己的习惯。原则上激励支持只提供一次，而积极支持可以在3个月或更长时间内多次提供。

## 特定身体检查，特定保健指导的内容和方法

预防生活习惯病的"特定健康检查（特定健检）"和"特定健康指导"是以预防和消除代谢综合征为目的的，按照以下步骤实施。

**1** 通过测量腹围和BMI判断内脏脂肪堆积的风险度

- ● 腹围　男性在85cm、女性在90cm以上　　　　　　　　　→（1）
- ● 腹围　男性在85cm、女性在90cm以下同时BMI超过25　→（2）

BMI＝体重（kg）÷身高$^2$（m）$^2$

**2** 根据1的测试结果，在问卷里追加其他风险评定

❶~❸是代谢综合征的判定项目
❹是其他相关疾病的风险度　❹中的吸烟史只是 ❶~❸ 中风险超过1个时的加测

| ❶ **血糖** | a 空腹血糖<br>b HbA1c（NGSP值） | 100mg/dL以上或5.6%以上 |
|---|---|---|
| ❷ **脂肪** | a 中性脂肪<br>b HDL胆固醇 | 高于150mg/dL小于40mg/dL |
| ❸ **血压** | a 收缩压<br>b 舒张压 | 130mmHg以上或85mmHg以下 |

❹ 吸烟史调查表

**3** 按照1和2的结果划分不同的保健指导组

（1）的结果
❶~❹中追加风险调查

| 2个以上 | 激励支持 |
|---|---|
| 1个 | 积极支持 |
| 0个 | 提供保健知识 |

（2）的结果
❶~❹的追加风险调查

| 3个以上 | 激励支持 |
|---|---|
| 1个或者两个 | 积极支持 |
| 0个 | 提供保健知识 |

注：在上述情况下，65~75岁的老年人，即使应该是激励支持的对象也调整为积极支持。
服药中的人不受特定健康指导。

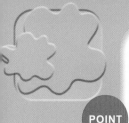

# 糖尿病

**POINT**
► 糖尿病是由于降低血糖水平的胰岛素的作用不足而导致的血糖难以下降的状态。
► 对于糖尿病的治疗，需要饮食疗法、运动疗法和药物疗法三者相结合进行。

## 糖尿病需要控制血糖、血压和体重

血液中含有葡萄糖。葡萄糖是一种能量来源，葡萄糖浓度被称为血糖水平。进食后，血糖水平升高，然后通过胰岛素的作用恢复正常（参见第60页）。但是，如果胰岛素的作用不充分，那么血糖水平将不会轻易下降，如果长期持续下去，就会发展为糖尿病。

糖尿病大致分为1型糖尿病和2型糖尿病两种。饮食过量和缺乏运动等生活方式失调是2型糖尿病的最常见原因。

糖尿病的并发症很可怕，主要有两种主要类型。一种是大血管的病变，大血管动脉硬化的情况恶化，增加了心肌梗死和脑梗死的风险。另一个是微血管的病变，尤其是眼部视网膜和肾脏的毛细血管很容易受到损害，最终导致失明和肾脏疾病。当肾脏疾病恶化时，就可能不再产生尿液（糖尿病性肾病）了，需要进行人工透析以防止有害物质在体内堆积。糖尿病通常会无症状地一步步发展直至恶化，因此，早期发现对于防止恶化很重要。糖尿病不能被完全治愈，因此即使被诊断为"疑似糖尿病"，也有必要反思一下当前的生活方式。

糖尿病的治疗，是以控制血压、体重以及血糖水平为手段的，需要饮食疗法、运动疗法和药物治疗结合起来控制。饮食疗法要以保证基本的能量摄入为基础。限制糖的饮食在短期内有效，但还没有长期有效的医学依据。

## 糖尿病的种类

| 种类 | 病理 |
| --- | --- |
| 1型糖尿病 | 胰腺的β细胞被破坏，导致胰岛素的绝对不足。有自身免疫性和特发性 |
| 2型糖尿病 | 胰岛素分泌低和胰岛素抵抗导致的胰岛素相对缺乏 |
| 由于其他特定机制或疾病引起的糖尿病 | 遗传因素导致的遗传异常<br>与其他相关疾病引起的<br>例如胰腺外分泌疾病、内分泌疾病、肝脏疾病、药物和化学药品、传染病等 |
| 妊娠糖尿病 | 怀孕期间首次发现或发病的葡萄糖代谢异常，并没有最终发展为糖尿病 |

参考《糖尿病治疗指南（2012～2013）》，日本糖尿病学会。

## 糖尿病的诊断标准

| 糖尿病 | ● 血糖水平（空腹≥126mg/dL，随机血糖≥200mg/dL，OGTT 2h≥200 mg/dL）<br><br>● HbA1c≥6.5%（NGSP）* 　[HbA1c（JDS）≥6.1%] |
| --- | --- |

*NGSP是一种新的国际标准化HbA1c值，日本糖尿病学会从2012年4月开始使用。

## 2型糖尿病的治疗

通过饮食疗法、运动疗法和药物疗法相结合来进行治疗。

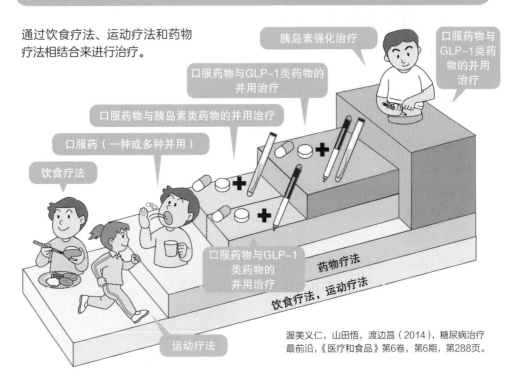

渥美义仁，山田悟，渡边昌（2014），糖尿病治疗最前沿，《医疗和食品》第6卷，第6期，第288页。

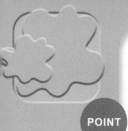

# 高血压

**POINT**

▶ 高血压是血压持续高于标准值的慢性疾病。

▶ 如果高血压得不到及时治疗，很可能会发生动脉硬化、脑梗死和心肌梗死。

▶ 改善高血压，要注意每天的食盐摄取量应少于6g，而体重指数则应低于25。

## 90%～95%是原因不明的原发性高血压

血压是血管内流动的血液对血管壁施加的压力。安静状态时的血压长期高于正常值的情况称为高血压。

高血压使血管总是处于高压力的状态，使它们失去弹性并变脆。如果不及时治疗，动脉硬化的风险会增加，并且更有可能引起脑梗死或心肌梗死。

高血压包括原发性高血压和继发性高血压，其中90%～95%是原因不明的原发性高血压。尽管无法确定具体的病因，但已知高血压是由多种因素共同引发的，例如食盐摄入过多、缺乏运动、吸烟等，再加上生活压力大、衰老等因素，最终可引发高血压。特别是对于肥胖人群来说，据说患高血压的可能性是正常人的2～3倍。

## 应该定期测量血压

高血压没有自觉症状，需要定期进行血压测量才能检测到。安静状态下，收缩压140mmHg以上或舒张压在90mmHg以上时，可诊断为高血压。

为了有效地控制高血压，必须改善生活习惯。医生根据是否有并发症的风险决定是否使用降压药。可以参照日本《高血压治疗指南》来调整自己的生活习惯（参见第199页），从而更有效地控制血压。但是，需要注意的是过度运动会使血压升高，所以不要过度运动而是要适度运动。

**常见考点**

动脉硬化

动脉硬化有三种类型：动脉粥样硬化、内侧硬化和动脉硬化。在高血压的情况下，很可能会发生粥状动脉硬化。这是指，在相对较粗的动脉内膜中，脂肪积聚，从而使血管变窄的状态。

**关键词**

继发性高血压

继发性高血压是已查明原因的高血压，占高血压总数的5%～10%，包括有由肾脏疾病或糖尿病引起的肾脏损伤导致的肾实质性高血压等。

高血压治疗指南

由日本高血压学会制定的，以为患者提供最佳医疗服务为目的所提供的标准方针以及其根据。

## 日本高血压的诊断标准

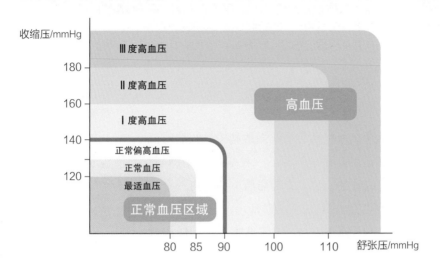

参考日本《高血压治疗指南2014》，日本高血压学会。

## 需要改正的生活习惯

| 项目 | 改正的内容 |
|---|---|
| 1 减少盐的摄入 | 每天不超过6g |
| 2a 蔬菜 水果 | 积极摄取蔬菜和水果[1] |
| 2b 脂肪 | 控制胆固醇和饱和脂肪酸的摄取量<br>积极摄取鱼（鱼油） |
| 3 减少体重 | BMI控制在25以下BMI=体重（kg）÷身高$^2$（m）$^2$ |
| 4 运动 | 对于没有心血管疾病的高血压患者，应定期进行有氧运动为主的锻炼（目标每天30min以上） |
| 5 减少酒量 | 酒精的摄取量，男性每天20~30mL以下，女性每天10~20mL以下[2] |
| 6 禁烟[3] | 包括被动吸烟在内 |

1 不建议严重肾功能不全的患者积极摄入蔬菜和水果，因为存在高钾血症的风险。
2 不建议肥胖和糖尿病等能量摄入受限的患者过量摄入含糖量高的水果。
　男性的酒量限制是20~30mL的酒精，相当于大约清酒1杯，中瓶啤酒1瓶，烧酒小半杯，威士忌、白兰地1杯，葡萄酒2杯。女性上述的量减半。
3 戒烟后，你需要注意体重增加，因为体重的增加容易引起血压升高。

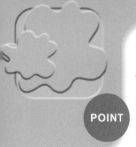

# 血脂异常

**POINT**
▶ 血脂异常是指低密度脂蛋白胆固醇（LDL）、高密度脂蛋白胆固醇（HDL）、中性脂肪中的任何一个指标超过或不足的状态。
▶ 治疗要以改善生活方式为基础。

## 饮食疗法中需要注意脂肪酸的摄取方式

血脂异常是指血液中所含的胆固醇和中性脂肪的值有异常，将增加患动脉硬化风险的一种病症。LDL胆固醇、HDL胆固醇或甘油三酯（中性脂肪）的任何一个指标超过标准值都可以被诊断为血脂异常。

LDL胆固醇是一种脂蛋白，可将肝脏产生的胆固醇转运到每个器官。如果它在血液中增加过多，则会在动脉血管中形成大量脂肪（斑块），如果这个值太高，就会出现问题。另一方面，HDL胆固醇起到了让血管中的胆固醇返回肝脏的作用，这个值太低就会出现问题。甘油三酯是一种脂质，是一种能量来源，但是如果甘油三酯过多，则会引发肥胖和动脉硬化，因此有必要控制甘油脂肪酸的数值。

血脂异常和遗传有一定的关系，但更多的是由于暴饮暴食、不规律的生活和缺乏运动所导致的，成年人在40岁以后发生血脂异常的概率会变高。女性在更年期期间，用于抑制LDL胆固醇的雌激素会减少，因此需要特别注意。

血脂异常的治疗以生活方式的改善为主，一般不需要马上给予药物治疗。除了戒烟，每天食盐的摄取量要少于6g，应避免过量饮酒等，饮食以传统的日本料理为主，摄取脂肪酸方式很重要。最好每天进行至少30min的有氧运动。

 **常见考点**

胆固醇

胆固醇是细胞膜、胆汁酸、皮质类固醇等不可缺少的成分。但是，血液中的LDL胆固醇过高，或者HDL胆固醇过低，都会引发动脉硬化。

 **关键词**

低密度脂蛋白胆固醇

低密度脂蛋白胆固醇可以将肝脏产生的胆固醇运送到每个器官。当它增加太多时，血管壁上会有大量脂质（斑块）形成，容易引发动脉硬化。

高密度脂蛋白胆固醇

高密度脂蛋白胆固醇可以使血液中的胆固醇返回肝脏，如果好胆固醇数值过低，则很可能会发生动脉硬化。

 **小笔记**

反式脂肪酸

它是在把氢添加到鱼油等具有双键的油中，油硬化时产生的，在用来代替黄油的人造黄油和酥油中含有。由于有增加心肌梗死发病的危险，国际上正在对反脂肪酸的摄取进行控制。

## 血脂异常的诊断标准

| 名称 | 条件[1] | 名称 |
|------|---------|------|
| 低密度脂蛋白胆固醇（LDL–C） | 140mg/dL 以上 | 高胆固醇血症 |
| | 120～139mg/dL | 临界的高胆固醇血症[2] |
| 高密度脂蛋白胆固醇（HDL–C） | 40mg/dL 未满 | 低高密度胆固醇血症 |
| 甘油三酸酯（TG） | 150mg/dL 以上 | 高甘油三酯血症 |

1 原则上是空腹状态时进行检查（禁食10～12h以上称为"空腹"。
　但是，允许摄取无热量的水分，例如水和茶）。
2 检讨是否存在高危疾病的风险后再考虑是否需要治疗。

日本《预防动脉硬化疾病指南2012》，
日本动脉硬化学会。

## 改善血脂异常的要素

- 戒烟并避免被动吸烟
- 抑制暴饮暴食并保持正常体重
- 减少肉类脂肪，乳制品和蛋黄的摄入，并增加鱼和豆制品的摄入
- 增加蔬菜、水果、粗粮和海藻的摄入量
- 避免进食含盐量高的食物（食盐的摄入量每天少于6g）
- 避免过量饮酒（少于25g/d）
- 每天进行至少30min的有氧运动

日本《预防动脉硬化疾病指南2012》，日本动脉硬化学会。

## 血脂异常的饮食疗法

以日本传统饮食为基础。

| 名称 | 条件 |
|------|------|
| 高胆固醇血症 | 减少胆固醇和脂肪酸含量高的肉类中的脂肪、内脏、皮、乳制品、蛋黄，以及含有反式脂肪酸的糖果零食和加工食品等的摄入 |
| 高甘油三酯血症 | 减少富含糖的糖果，饮料和谷物的摄入。<br>不要喝酒。<br>多摄取富含$n-3$多不饱和脂肪酸的鱼 |
| 低高密度胆固醇血症 | 避免进食反式脂肪酸。<br>减少食用植物油的使用量以减少$n-6$多不饱和脂肪酸的摄入 |

注：脂肪酸的种类详见99页。

日本《预防动脉硬化疾病指南2012》，日本动脉硬化学会。

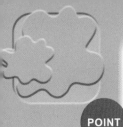

# 高尿酸血症（痛风）

 **POINT**
► 痛风是由高尿酸血症引起的急性关节炎。
► 当血清尿酸水平超过7.0mg/dL时，就会被诊断为高尿酸血症。
► 高尿酸血症主要是以饮食疗法为主，控制食用富含嘌呤的食物。

## 突然剧烈疼痛并反复发作的痛风

痛风是由于血液中尿酸增加并在关节上形成结晶并沉积于关节而引起的急性关节炎。痛风通常在拇指关节发生，有些人在发病前会有刺痛的前兆，但是大多数时候，疼痛是突然发生的。

一般情况下就是不治疗，发作持续约3天后，疼痛也会消失，但是当忘记疼痛时，又会重复发作。

90%的患者是男性，40~50岁居多。

痛风是高尿酸血症的一种，当血清尿酸水平高于7.0mg/dL时，就可以诊断为高尿酸血症。

尿酸水平高不一定能引发痛风，但会增加痛风发病的风险。

高尿酸血症没有痛感，疾病进展不会引起注意。高尿酸血症的人，容易并发其他的生活方式疾病如高血压、血脂异常、糖尿病和动脉硬化等。

90%的患者是男性，最常见的发病年龄是四五十岁。女性在更年期后更容易患上这种疾病。

如果痛风发作，可以使用药物来止疼，但主要的治疗方法是改善生活方式并进行饮食疗法。肥胖的人应摄取适当的能量，把BMI标准体重定为自己的减肥目标。但是，请注意急速的减肥会增加血清中的尿酸水平。另外，应控制进食会产生尿酸的嘌呤含量高的食物。

### 🔒 关键词

**高尿酸血症**

高尿酸血症包括体内产生尿酸过多的"尿酸生成过多型"，排泄尿酸量减少的"尿酸排泄不良型"和二者均有的"混合型"。根据类型不同，用药不同。

### 💊 小笔记

**尿酸和痛风**

嘌呤分解产生的尿酸很难溶于水，当血液中的尿酸增加过多时，就会结晶。当晶体积聚在关节中并引起疼痛时，就是我们常说的痛风。

## 饮食疗法的要点

**1** **摄入适当的能量，一日三餐有规律**
BMI超过标准的肥胖的人，把正常体重定为目标减肥。

- - - - - - - - - - - - - - - - - - - - - - - - - - - - - - - - - - - - - - - - - - - - - - - - -

**2** **不要吃富含嘌呤的食物**
为了尽可能减少体内尿酸的含量，请控制进食嘌呤含量高的动物内脏等食品。
另外需要注意的是，肉和鱼制成的汤中嘌呤的含量也很高。

- - - - - - - - - - - - - - - - - - - - - - - - - - - - - - - - - - - - - - - - - - - - - - - - -

**3** **多喝水**
喝水可以增加尿量，从而增加尿酸的排泄量。
尽量不要喝含糖量高或高热量的果汁，而要多喝茶或水。

- - - - - - - - - - - - - - - - - - - - - - - - - - - - - - - - - - - - - - - - - - - - - - - - -

**4** **摄取足够的蔬菜**
尿酸难溶于酸，易溶于碱性，因此，多摄取蔬菜、马铃薯、海藻等碱性食物。

- - - - - - - - - - - - - - - - - - - - - - - - - - - - - - - - - - - - - - - - - - - - - - - - -

**5** **控制酒量**
酒精会分解为尿酸，所以要控制饮酒。特别要避免啤酒，因为它的嘌呤含量高。

- - - - - - - - - - - - - - - - - - - - - - - - - - - - - - - - - - - - - - - - - - - - - - - - -

**6** **控制食用多盐食物**
在生活方式疾病中，高血压尤其容易引起并发症，请每天食盐的摄入量保持6g以下。

## 嘌呤含量高和低的食品

| | 含有量（100g中） | 主要的食品 |
|---|---|---|
| 非常多 | 300mg以上 | 鸡肝，斑点莎瑙鱼鱼干，鮟鱇鱼肝 |
| 多 | 200～300mg | 猪肝，牛肝，沙丁鱼，斑点莎瑙鱼，对虾，日本竹荚鱼鱼干，秋刀鱼鱼干 |
| 少 | 50～100mg | 鳗鱼，西太公鱼，猪的大里脊肉，猪五花肉，牛肩肉，牛舌，羊肉，无骨火腿，培根，鱼丸，菠菜，菜花 |
| 非常少 | 50mg以下 | 粗盐腌牛肉，鱼肠，鱼糕，竹轮（鱼肉泥做的日本传统食品），萨摩烧（鱼肉做的日本传统食品），鲱鱼子，鲑鱼子，香肠，豆腐，牛乳，干酪，黄油，鸡蛋，玉米，马铃薯，红薯，大米，面包，乌冬面，荞麦，水果，白菜，番茄，胡萝卜，萝卜，海藻 |

日本痛风学会/核酸代谢学会指南修订委员会（2012），《高尿酸血症/痛风治疗指南第二版（2012补充版）》，医学评论社。

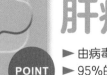

# 肝病

**POINT**
▶ 由病毒感染引起的病毒性肝炎，请咨询专门的医疗机构。
▶ 95%的病毒性肝炎是由乙型和丙型病毒引起的。
▶ 由生活方式引起的脂肪肝，可以通过饮食和运动疗法得到改善。

## 通过定期体检及早发现和治疗

肝脏负责体内的糖、蛋白质和脂质的代谢、酒精的分解以及有害物质的排毒等，是重要的人体器官。肝脏的主要疾病是病毒性肝炎和脂肪肝，当由急性肝病转变成慢性肝病时会导致肝硬化，进一步发展则会导致肝癌。

当感染任何一种甲、乙、丙、丁、戊型肝炎病毒时，就会发展为病毒性肝炎。当今的日本，大多数病毒性肝炎是由乙型和丙型肝炎病毒引起的，它们是通过血液和体液传播的，其中约80%为丙型肝炎，约15%为乙型肝炎。肝炎可以通过血液检查发现。如果发现自己感染了病毒，则应立即去专门的医疗机构进行治疗。

脂肪肝是脂肪在肝脏中积累的一种状态，多数是由于暴饮暴食、肥胖、糖尿病等引起的。过度饮酒引发的脂肪肝被称为酒精性脂肪肝，因暴饮暴食、肥胖和糖尿病等原因引发的脂肪肝被称为非酒精性脂肪肝。

肝脏不会有自觉症状，因此被称为"沉默器官"。但是当慢性肝炎一步步发展，肝细胞被进一步破坏时，肝组织会变硬并且不能执行某些肝脏功能。随着病情的发展，脂肪肝会变成威胁生命的肝硬化，因此早期治疗至关重要。

脂肪肝的第一种治疗方法是饮食疗法和运动疗法。避免暴饮暴食和酗酒，养成适当运动的习惯。对于酒精饮料，请适量饮用，并应保持每周有两天禁酒日。另外，也要戒烟，因为烟草中的有害物质会增加肝脏的负担。

 **常见考点**

C型肝炎

它约占病毒性肝炎的80%。大多数患者都超过60岁。过去，由于输血被感染的很多，但现在基本消失了。最近的大多数感染是由于重复使用注射兴奋剂的针头和纹身用的针引起的。会转变为肝硬化也有一定比例转化为肝癌。

 **关键词**

肝炎病毒

在甲、乙、丙、丁、戊型肝炎病毒中，甲型肝炎病毒和戊型肝炎病毒主要通过水和食物传播，而乙、丙、丁型肝炎病毒主要通过血液和体液传播。甲型肝炎曾经很常见，但在卫生条件得到改善后，发病率急剧下降。现在也可以通过疫苗预防肝炎。

## 肝功能异常的参考值和疑似疾病

| 项目 | 基准值* | 检测结果和怀疑的疾病 |
|---|---|---|
| AST（GOT） | 30IU /L以下 | 二者数值都很高（2000~3000IU）<br>→ 急性肝炎<br>　　AST <ALT<br>→ 脂肪肝，慢性肝炎（AST/ALT比约为0.6）<br>　　AST > ALT<br>→ 酒精性肝炎，肝硬化（AST/ALT比2.0或更高） |
| ALT（GPT） | 30IU /L以下 | |
| γ–谷胱甘肽（γ-GTP） | 男性50 IU /L以下 | 只有γ-GTP的数值高→酒精性肝炎，胰腺疾病等<br>（禁酒几天后重新检查） |
| | 女性30 IU /l以下 | AST和ALT的数值也高→酒精性脂肪肝，急性/慢性肝炎，肝硬化等 |

*标准值可能会因检测机构不同而有所不同。

## 1单位的酒（相当于约20g纯酒精）

　　1单位的酒是酒精摄入量的标准，以纯酒精计算的话约为20g。下图列出了不同的酒精饮料1单位的量。分解1单元的酒大约需要4个小时。

| 酒类 | 酒精度 | 纯酒精20g的相当量 | |
|---|---|---|---|
| 啤酒 | 5% | 一罐，一瓶（500mL） | |
| 清酒，日本酒 | 15% | 180mL | |
| 葡萄酒 | 14% | 180mL | |
| 罐装鸡尾酒 | 5% | 1.5罐，约520mL | |
| 威士忌 | 40% | 60 mL | |

# 肾病

**POINT**
► 肾功能下降至健康人的60%以下，或继续产生蛋白尿时，应考虑慢性肾脏病（CKD）。
► 饮食对于改善病情很重要，根据肾脏功能的阶段进行。

## 肾功能不好时会出现浮肿、疲劳和贫血等症状

肾脏除了过滤血液并排泄尿液中的废物，还有调节水分、渗透压和体液血压的作用，此外，还有分泌生成红细胞的激素，促进骨骼代谢等各种功能。

肾脏疾病是上述的功能受损所导致的疾病。如果肾脏功能低于健康人的60%，或者蛋白尿持续超过3个月，则应考虑为慢性肾脏病（CKD）（有关诊断标准请参见第207页）。

初期的症状不明显，但是随着病情的进展，水、盐，废物等会滞留在体内，并出现诸如浮肿、疲劳和贫血等症状。随着病情的进一步发展，可能需要进行人工透析。肾脏疾病还会增加心肌梗死和中风的风险，因此需要通过定期的尿液和血液检查及早发现并进行治疗。

## 代谢综合征也是引发肾病的原因之一

患代谢综合征的原因包括暴饮暴食、饮酒过多、缺乏运动、吸烟、压力过大和衰老。患有代谢综合征的人应该更加注意自身的身体状况，因为如果不及时治疗会增加肾病的发病率。为了防止肾功能恶化，应改善自己的生活方式同时进行饮食疗法。推荐戒烟、适当饮酒和适度运动的生活方式。在病情严重时，需要限制蛋白质的摄入量，但是营养管理和肾小球滤过率（GFR）的情况密切相关，这个阶段应遵循医生或营养师的指示。

 常见考点

**肾小球滤过率（GFR）**

GFR是Glomerular Filtrani Rate 的缩写。GFR是用肾小球体过滤1分钟或24小时所产生的原尿总量，是评估肾功能的基本参数。

 关键词

**慢性肾脏病（CKD）**

CKD是慢性肾脏病Chronic Kidney Disease的缩写。美国肾脏基金会于2002年发布的改善肾脏疾病预后指南中提供了CKD的定义和分级。

**人工透析**

当肾脏功能明显下降、体内水和废物积聚，难以维持生命时，进行该治疗。人工净化血液的治疗有两种方法，血液透析和腹膜透析。

## 慢性肾脏病（CKD）的定义

1. 尿液异常，诊断性影像学检查、血液和病理检查表明存在肾脏疾病。特别是存在 0.15 g/gCr以上的蛋白尿（30mg/g Cr以上的白蛋白尿）。

2. 肾小球滤过率（GFR）<60mL/min/1.73m$^2$
   ①和②二者之一，或者二者都持续3个月以上的时间。

## 慢性肾脏病（CKD）的严重程度分类

| 原有疾病 | 蛋白尿 | | A1 | A2 | A3 |
|---|---|---|---|---|---|
| 糖尿病 | 尿白蛋白定量（mg/d） | | 正常 | 轻微白蛋白尿 | 显性白蛋白尿 |
| | 尿白蛋白/ Cr比（mg/gCr） | | 30以下 | 30~299 | 300以上 |
| 高血压 肾炎 多囊性肾病变 肾移植 不明，其他 | 尿蛋白定量（g/d） | | 正常 | 轻度蛋白尿 | 高度蛋白尿 |
| | 尿蛋白/ Cr比（G/gCr） | | 0.15以下 | 0.15~0.49 | 0.50以上 |
| GFR分类（mL/min/1.73 m$^2$） | G1 | 正常或偏高 ≥90 | | | |
| | G2 | 正常或轻度低下 60~89 | | | |
| | G3a | 轻度到中等低下 45~59 | | | |
| | G3b | 中等到高等低下 30~44 | | | |
| | G4 | 高度低下 15~29 | | | |
| | G5 | 肾衰竭晚期（ESKD） <15 | | | |

注：KDIGO CKD为适应日本人而做了一定的修改。
原有疾病，GFR区分和蛋白尿区分相结合起来评估重症程度。
CKD的重症程度，死亡，肾衰竭晚期和心血管死亡的风险以绿色为起点，黄色，橙色和红色的顺序表示重症程度的加深。

参考日本肾脏学会，
《CDK医疗指南2012》，
东京医疗株式会社出版，第3页。

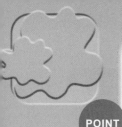

# 食物过敏

**POINT**
▶ 食物过敏是摄入过敏原时在体内引起一种免疫反应。
▶ 食物的三大过敏原是牛乳、鸡蛋和小麦，过敏通常会随着年龄的增长而消失。
▶ 治疗的重点是在饮食中去除含有过敏原的食品。

## 7项过敏原需要在食品成分中表示出来

食物过敏是一种免疫反应，摄入致病性食物（过敏原）后会引起瘙痒、荨麻疹和咳嗽等免疫反应。皮肤是最容易出现过敏反应的部位，约90%的患者面部和身体会出现瘙痒和发红等症状。消化功能发育还不完全的婴儿更容易发生食物过敏。三大过敏原的牛乳、鸡蛋和小麦约占过敏食品总数的60%。

患病率随年龄的增长而降低，但也有些人在成年后才出现过敏现象。成人中最常见的过敏原是贝类、小麦和水果。在过敏原中，牛乳、鸡蛋、小麦、虾、螃蟹、荞麦和花生等七种食物作为特定原材料必须在食品成分中表示出来。

如果发生了食物过敏，要去医院通过问诊和相关检查找出引起过敏反应的食物。再在咨询医生和营养师之后，选用不含过敏原（无过敏原食物）和低过敏原的食物。注意食品成分，经确认安全后再食用加工食品。

在许多情况下，随着年龄的增长，机体会对过敏原产生抵抗力，尤其是鸡蛋、牛乳、小麦和大豆，而荞麦、贝类和坚果引发的过敏则难以被缓解。如果有多种过敏原，有过过敏性休克的经历，缓解会很困难，需要长期饮食管理以防止过敏发作。

**常见考点**

**过敏性休克**

是一种急性和严重的过敏反应。摄入或接触过敏原后，会出现各种瘙痒，咳嗽，呕吐和腹痛等症状。血压下降，呼吸困难，出现意识丧失等休克症状时，必须迅速注射可以自我注射用的肾上腺素。

**关键词**

**免疫反应**

除皮肤反应外，咳嗽和打喷嚏等呼吸道反应约占28%，眼、口和唇发痒、发红、肿胀等黏膜反应约占22%。

**特定原材料**

在特别容易过敏的食物中，考虑到病例数和严重程度，必须在食品成分中注明的7种食物。

## 食物过敏的症状

| 场所 | 症状 |
|------|------|
| 皮肤 | 瘙痒，荨麻疹，变红 |
| 黏膜 | 眼睛：结膜充血，瘙痒；眼睑：肿胀；鼻子：喷嚏，流鼻涕，鼻塞；嘴巴：嘴、舌头、嘴唇发肿、肿胀 |
| 呼吸器官 | 咳嗽，喉咙发痒，声音嘶哑，呼吸困难 |
| 消化器官 | 恶心，呕吐，腹痛，腹泻，便血 |
| 全身症状 | 血压下降，心动过速，心律不齐，意识障碍等 |

## 引起过敏的食物（调查对象是在摄入后60min内出现症状，并且去医疗机构诊疗的患者）

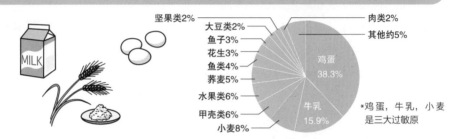

坚果类2%　大豆类2%　肉类2%　其他约5%　鱼子3%　花生3%　鱼类4%　荞麦5%　水果类6%　甲壳类6%　小麦8%　牛乳15.9%　鸡蛋38.3%

*鸡蛋，牛乳，小麦是三大过敏原

## 食物过敏发作时的临床分类

| 临床表现 | | 发病年龄 | 导致发病频度高的食物 | 获得耐性的可能性 | 过敏性休克的可能性 | 食物过敏的机理 |
|---|---|---|---|---|---|---|
| 新生儿/婴儿胃肠道过敏 | | 新生儿，婴儿 | 牛乳（婴儿乳粉） | 大多会缓解 | （±） | 大多是非IgE依存 |
| 与食物过敏有关的婴儿过敏性皮炎* | | 婴儿 | 鸡蛋，牛乳，小麦等 | 大多会缓解 | （+） | 大多是IgE依存Ig |
| 一时性症状（荨麻疹，过敏性休克等） | | 从婴儿到成人 | 婴幼儿：鸡蛋，牛乳，小麦，荞麦，鱼，花生等。儿童到成人：贝类，鱼类，小麦，水果，荞麦，花生等 | 鸡蛋，牛乳，小麦，大豆等容易缓解　其他很难缓解 | （++） | IgE依存 |
| 特殊型 | 食物依赖运动激发性过敏反应（FDEIA） | 从儿童到成人 | 小麦，螃蟹，虾等 | 很难缓解 | （+++） | IgE依存 |
| | 口腔过敏综合征（OAS） | 从幼儿到成人 | 水果，蔬菜等 | 很难缓解 | （+） | IgE依存 |

*也有慢性腹泻等消化道症状和低蛋白血症合并的例子。
不是所有婴儿过敏性皮炎都和食品有关。

《2014年食物过敏的医疗指南》，
日本厚生劳动科学研究组。

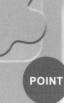

# 运动障碍症候群

**POINT**
► 运动障碍症候群是腰腿部虚弱的一种状态。
► 运动障碍是由于衰老、缺乏运动、瘦弱等引起的肥胖或营养不足等原因导致的。
► 通过改善营养和运动来锻炼肌肉。

## 太瘦的年轻女性也容易导致运动障碍症候群

运动障碍症候群是指腰腿部的肌肉、骨骼和关节变弱，需要长期护理或使卧床的风险变高的一种状态。

原因主要是衰老和缺乏运动导致的肌肉减少、关节疾病、骨质疏松等，但近些年，年轻女性过于瘦弱且缺乏营养引发的疾病数量却在增加。另外，肥胖的人由于体重增加使他们的腰部和膝盖发生劳损，因此增加了患运动障碍症候群的风险。

## 要特别注意减少肌肉力量的"肌肉减少症"

运动障碍症候群中，降低肌肉力量的状态被称为肌肉减少症。据报道，肌肉力量高峰出现在30岁左右，然后随着年龄的增长而下降，70岁以下的人群中有13%~24%患肌肉减少症，而80岁以上的人中约50%患肌肉减少症。对于年轻人，特别需要注意的是仅限制饮食的减肥会导致肌肉损失。

包括肌肉减少症的运动障碍症候群，可通过营养改善和运动相结合来治疗。肥胖的人应以BMI标准体重为目标，摄入适当的热量，适当运动和减轻体重。瘦弱的人和老年人最好在摄入易转化为肌肉的肉、鱼、蛋、乳制品和大豆制品等蛋白质的同时，摄取促进蛋白质合成分解的维生素$B_6$。另外，为了骨骼健康，也要适度服用维生素D和K。养成运动的习惯，例如在体育设施中进行力量训练等。

 **常见考点**

运动障碍症候群

2007年，作为超龄化社会的对策，日本骨科协会提出了这种概念和措施。

 **关键词**

肌肉减少症

肌肉减少症来自于希腊语。它被认为是导致运动障碍症候群的最重要因素。

 **小笔记**

衰老

衰老是老年人的肌肉力量和活动能力减弱的状态。肌肉减少症主要指肌肉力量和身体功能的下降，衰老的意义更广泛，例如认知功能，日常生活的活动能力和疲劳感等。

适当的热量摄入量

体重×0.4单位。老年人也可以用体重×0.3单位。

## 运动障碍症候群的测试

如果满足以下七个条件中的任何一个，则表明骨骼、关节、肌肉等有衰弱的倾向。需要注意预防出现运动障碍症候群。

☐ 单腿站立不能穿袜子

☐ 在房间里跌倒或滑倒

☐ 需要扶手才能爬楼梯

☐ 不能完成有些繁重的家务（使用吸尘器，晒收被子等）

☐ 2kg左右的重物拿回家有困难（约2桶1L牛乳）

☐ 不能连续步行约15min

☐ 不能在绿灯时间内通过人行横道

参考日本整形外科协会 运动障碍症候群的预防和启发的官方网站"挑战运动障碍症候群！"

## 导致出现运动障碍症候群症的瘦弱人群比例（女性）

减肥或食欲不振导致的营养不足会减少骨骼和肌肉的数量，容易引发运动障碍症候群症。

尤其要注意女性的过度苗条和老年人的营养不良。

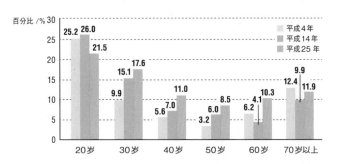

参考《国家营养调查》《国家健康与营养调查》，日本厚生劳动省。

### Athletics Column

**把锻炼的习惯融入日常生活**

日本厚生劳动省建议通过每天以下面的方式进行锻炼，来养成每天在日常生活中锻炼10min的习惯。

● 自行车或步行上下班

● 在工作休息时间散散步

● 使用附近的公园和体育设施

● 参加当地的体育比赛

● 迈大步并快速行走

● 尽量不利用电梯和自动扶梯，改走楼梯

● 尽快做家务，且在家务之间进行锻炼

● 边看电视时，边进行肌肉训练和伸展运动

● 步行到远点的超市买东西

● 在假期与家人和朋友外出

注：此外，广播操等所有的运动均可成为对抗运动障碍症候群的措施。

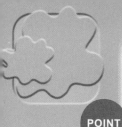

# 运动疗法

**POINT**
► 饮食加运动可有效改善新陈代谢和生活方式疾病。
► 日本厚生劳动省制定的《促进健康的体力活动标准2013》是指标之一。
► 有意识地提高日常生活中的活动，就可以增加能量消耗。

## 肥胖者日常生活中的活动量少

肥胖会引起代谢综合征等生活方式疾病，为了改善肥胖状况，将运动与饮食疗法结合起来很重要。制定运动量关键是要使消耗的能量超过摄取的能量。消耗的能量超过了摄取的能量，就会消耗体内过多的脂肪，从而达到消除肥胖的目的。

作为运动量的一个参考，厚生劳动省提倡使用METs。假设安静时消耗的能量为1，MET表示在进行运动或锻炼时，消耗的能量为安静时消耗能量的倍数。《促进健康的体力活动标准2013》，宣布了不同的生命阶段的基于科学的体力活动标准（参见第213页）。

最近，在没有时间运动的情况下，增加日常生活活动中能量消耗的想法已经受到关注。身体活动所消耗的能量大致可分为运动引起的能量消耗和日常生活活动（非运动身体活动）引起的能量消耗，后者消耗的能量称为NEAT（非运动产生热量）。

比较肥胖人群和非肥胖人群的NEAT相比较，肥胖者在站立期间（包括步行）的身体活动时间平均一天要比未肥胖人群少大约150min。因此，只是增加站立的时间，增加步行距离以及在日常生活中积极做家务就能增加能量消耗。"身体胖的人""长时间"进行的"高强度活动"越多，他们消耗的能量就越多。

### 常见考点

METs

METs是表达运动强度的单位。坐着时的安静状态这个值为1。日本厚生劳动省《促进健康的运动指南2006》有关于METs的详细介绍。

### 关键词

《促进健康的体力活动标准2013》

这是根据日本厚生劳动省于2006年发布的《2006年健康促进运动标准》修订版，其中提出了要提高健康水平，不仅是运动，增加日常活动的强度和数量也很重要。

NEAT

是Non-Exercise Activit的略写。非运动性的身体活动导致的能量消耗。

## 健康检查结果和不同年龄阶段的体育锻炼指南

| | | 血糖、血压情况 | 身体活动量（生活活动，运动）[1] | | 运动 | 体力（全身的持久力） |
|---|---|---|---|---|---|---|
| 健康诊断的结果在正常范围内 | 65岁以上 | 不考虑强度，每天进行40min的体育锻炼（=10METs h/周） | 不分年龄的共同性 | — | 不分年龄的共同性 养成锻炼的习惯（超过30min，一周2d以上） | 可以持续约3min运动（强度根据年龄，性别而定） |
| | 18到64岁 | 每天60min3METs以上[2]的身体活动（=23MRTs h/周） | 不论多少，比现在的活动量增加（多走10min） | 每周60分钟3METs以上[3]的身体活动（=4MRTs h/周） | | |
| | 18岁以下 | — | | — | | |
| 血糖，血压或血脂其中的某一项属于健康指导的人群 | | 对象是确定不需要去医疗机构通过锻炼就可以消除风险的人群，帮助对象在锻炼前和锻炼期间检查身体状况，并积极进行健康指导 | | | | |
| 有几种风险或需要马上去医院检查的人群 | | 当患有生活方式疾病的人积极锻炼时，对安全性的考虑尤为重要，锻炼前请先咨询自己的医生 | | | | |

1 "身体的活动"可分为"生活活动"和"锻炼"。其中，生活活动是指日常生活中的劳动，家务和上下班/上学等的身体活动。另一方面，锻炼是指连续的体育活动，是为了保持和提高体力而有计划进行的。

2 "3METs以上的身体活动"是指相当于或高于"在平地上走路"的身体活动。

3 "运动强度达到3以上"是使呼吸加快和出汗的运动。

《促进健康的体力活动标准2013》，日本厚生劳动省。

## 肥胖与非肥胖者能源消耗总量的比较

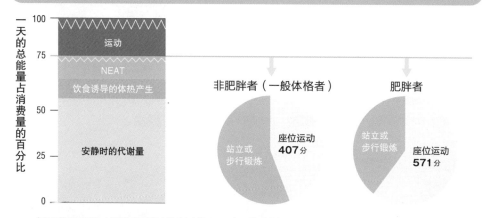

大河原一宪，《身体活动和能量代谢》。

　　每日能量消耗主要包括基础代谢（约60%）、饮食诱导的体热产生热效应（约10%）和身体活动（约30%）。身体活动的量被进一步分为运动和非运动身体活动（NEAT），肥胖者和非肥胖者的NEAT量不同。肥胖者的站立或锻炼时间比非肥胖者大约少150min，消耗的能量也少。

## 预防痴呆的生活习惯

65岁以上人群的痴呆症发病率约15%。据调查显示，每四个人可能会有一个人将来有痴呆症发病的可能性（2012年日本厚生劳动省调查）。

阿尔茨海默型痴呆占痴呆症患病人数的一半以上。一种被称为 $\beta$ −淀粉样蛋白的特殊蛋白质积聚在海马体中，使神经细胞死亡，引发了记忆障碍。另外还会有判断能力低下、无法整理房间、穿不合时宜的衣服，不会做饭等情况的出现。

为了预防痴呆症，有必要调整饮食习惯并养成锻炼的习惯。现在研究已经表明富含DHA和EPA的沙丁鱼、鲭鱼、秋刀鱼等脊背发青色的鱼（日语里把这类鱼称为青鱼），具有高抗氧化活性的蔬菜和水果、红酒等食物的摄入会延迟痴呆症的发病。高血糖会增加患这种疾病的风险，因此血糖水平高的人需要把血糖降低。同样吸烟会增加发病率，因此戒烟是预防痴呆症的基本要求。另外，有研究数据表明，睡眠缺乏的人群相对于睡眠充足的人群，痴呆症的发病率会高5倍。但是，也有数据表明，30min内的午睡可以降低患该病的风险，当感觉睡眠不足时，建议进行30min以内的小睡。

第二种常见的痴呆症是脑血管性痴呆。脑梗死等脑血管类疾病会引起脑细胞供氧不足，这可导致神经细胞死亡而发病。与阿尔茨海默氏症一样，会有健忘的症状，但是这种病的特点是判断力不会下降。预防动脉硬化对于预防脑血管性痴呆至关重要。另外，进行有氧运动也可很好地预防痴呆症，有氧运动在降低血压和中性脂肪含量的同时，可增加脑血流量。

# 第 10 章

# 不同人群的营养

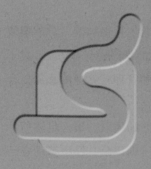

孕妇和哺乳期妇女的营养
婴幼儿的营养
学龄期儿童的营养
青少年的营养
成人的营养
老年人的营养
进食/吞咽障碍人群的营养

# 孕妇和哺乳期妇女的营养

**POINT**
► 怀孕期间体重会增加，调整饮食可达到理想的体重增加量。
► 在怀孕期间，需要大量摄入叶酸、镁、铁、碘、硒等。
► 分娩后尽早给婴儿尽量多地喂养富含免疫成分的初乳。

## 怀孕初期要特别注意多摄取叶酸

怀孕期间，孕妇的健康和胎儿的发育都需要足够的营养。关于摄入热量，怀孕前的BMI值决定了理想的怀孕期间体重增加量。怀孕前体重偏瘦或者一般的孕妇，如果怀孕期间体重的增加量低于7kg，生出低体重婴儿的风险会变高。应注意适度地调整饮食，以达到适度的体重增加量。

在怀孕中期到后期，胎儿会生长得很快。对于偏瘦的人和普通人，一周的体重增加目标是0.3～0.5kg。对于偏胖的孕妇，需要听取保健师和管理营养师的意见，合理地调整自己的饮食。

怀孕初期特别需要注意叶酸的摄取。摄入足够的叶酸可明显降低胎儿患神经管阻塞的风险，厚生劳动省已经发出每天应服用400μg叶酸的通知。

另外，为了预防妊娠高血压综合征和贫血，和平时相比需要更多地摄取镁和铁。铁是胎儿造血系统所必需的矿物质，在怀孕中期和后期需要特别注意多摄取含铁食品。

分娩后尽早让婴儿吸吮到免疫成分丰富的母乳。特别是初乳（分娩后5～7天的母乳），初乳中含有大量的免疫球蛋白和乳铁蛋白，因此应尽量多给婴儿喂养母乳。进行母乳喂养的妈妈应避免食用油腻食物和刺激性食物，多食用富含n-3的鱼和富含锌、碘和硒的食物。

 **常见考点**

初乳

分娩后约一周内的母乳。它包含免疫物质（IgG和IgA）、乳铁蛋白等，它可以保护宝宝的喉咙和消化系统免受疾病侵害。

 **关键词**

神经管阻塞

怀孕第4～5周，在胎儿的大脑和脊髓发育时期发生的先天畸形。除了出现下肢运动障碍和膀胱/直肠功能障碍之外，由于脑发育不良还有可能发生无脑畸形。叶酸摄取不足是重要的原因。

 **小笔记**

妊娠高血压综合征

以前叫妊娠中毒症。它的临床表现为妊娠20周至分娩后12周之间有高血压症状，并有可能伴有蛋白尿出现。对母体和胎儿都会有不良影响，应保持安静，同时限制动物性脂肪和糖的摄入。

## BMI区分　妊娠期间的体重增加标准

| BMI 的为基准的体格分类 | 体重增加标准 |
|---|---|
| BMI 低于18.5 /偏瘦 | 9 ~ 12kg |
| BMI 18.5 ~ 25.0/普通 | 7 ~ 12kg[1] |
| BMI大于25/肥胖 | 分情况个别对待[2] |

注：BMI是怀孕前的数值　BMI = 体重（kg）/身高[2]（m）[2]

1 体格区分是普通，BMI值和偏瘦的数值接近时，体重增加的标准取上限附近的数值，和BMI肥胖的数值接近时，取下限附近的数值。

2 BMI值稍稍超过25的时候，标准体重增加在5kg左右，超过太多的时候，需要考虑到其他的风险并且根据临床表现采取个别对应。胎儿3kg，子宫1kg，羊水和胎盘个500g，孕妇本人的脂肪增加为2kg，再留出1kg的余量，体重增加为8kg比较合适。

孕妇的饮食指南，日本厚生省统计。

## 孕妇和哺乳期妇女的饮食摄取标准（比标准额外多出的量）

| | | | 孕妇 | | 哺乳期妇女 | |
|---|---|---|---|---|---|---|
| 热量（kcal/d） | | 初期 | +50 | | +350 | |
| | | 中期 | +250 | | | |
| | | 后期 | +450 | | | |
| 营养素 | | | 推荐量 | 标准量 | 推荐量 | 标准量 |
| 蛋白质（g/d） | | 初期 | +0 | — | +20 | — |
| | | 中期 | +10 | — | | |
| | | 后期 | +25 | — | | |
| 脂类 | Ω–6脂肪酸 | （g/d） | — | 9 | — | 9 |
| | Ω–3脂肪酸 | （g/d） | — | 1.8 | — | 1.8 |
| 维生素 | 脂溶性 | 维生素A （μgRAE/d）[1] | 初期/中期 | +0 | — | +450 | — |
| | | | 后期 | +80 | | | |
| | | 维生素D（μg/d） | — | 7.0 | — | 8.0 |
| | | 维生素E（mg/d） | — | 6.5 | — | 7.0 |
| | | 维生素K（μg/d） | — | 150 | — | 150 |
| | 水溶性 | 维生素B₁（mg/d） | +0.2 | — | +0.2 | — |
| | | 维生素B₂（mg/d） | +0.3 | — | +0.6 | — |
| | | 烟酸（mgNE/d） | — | — | +3 | — |
| | | 维生素B₆（mg/d） | +0.2 | — | +0.3 | — |
| | | 维生素B₁₂（μg/d） | +0.4 | — | +0.8 | — |
| | | 叶酸（μg/d） | +240 | — | +100 | — |
| | | 泛酸（mg/d） | — | 5 | — | 5 |
| | | 维生素B₇（μg/d） | — | 50 | — | 50 |
| | | 维生素C（mg/d） | +10 | — | +45 | — |
| 矿物质 | 大量 | 钾（mg/d） | — | 2,000 | — | 2,200 |
| | | 镁（mg/d） | +40 | — | — | — |
| | | 磷（mg/d） | — | 800 | — | 800 |
| | | 铁（mg/d） 初期 | +2.5 | — | +2.5 | — |
| | | 铁（mg/d） 中期·后期 | +15.0 | — | | — |
| | 微量 | 锌（mg/d） | +2 | — | +3 | — |
| | | 铜（mg/d） | +0.1 | — | +0.5 | — |
| | | 锰（mg/d） | — | 3.5 | — | 3.5 |
| | | 碘（μg/d） | +110 | — | +140 | — |
| | | 硒（μg/d） | +5 | — | +20 | — |
| | | 铬（μg/d） | — | 10 | — | 10 |
| | | 钼（μg/d） | — | — | +3 | — |

1 包括维生素A类胡萝卜素

《日本饮食摄入标准2015》，日本厚生劳动省。

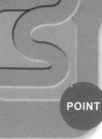

# 婴幼儿的营养

**POINT**
▶ 母乳和乳粉是5～6个月以下婴儿的唯一营养来源。
▶ 断乳食品的开始时间因婴儿的反应而不同，直到1～1岁半结束。
▶ 应注意婴儿发生食物过敏的情况并养成正确的饮食习惯。

## 食用断乳食品期间要避免生食和调味量重的食物

婴幼儿是指0～5岁期间的儿童。从5，6个月的婴儿，营养来源是母乳或乳粉。由于母乳中维生素K含量低，孕妇和哺乳期的母亲应注意尽量多食用富含维生素K的纳豆和绿黄色蔬菜。仅以母乳喂养的话，建议服用维生素K补充剂。

当婴儿长到5～6个月大时，流口水的次数会增加，并且开始出现自己玩嘴的时候，这是就可以开始断乳食品了。最开始的时候，可根据婴儿对断乳食品的反应一勺一勺地喂食断乳食品（参见第219页）。大约从7个月起，一点点增加断乳食品的喂养数量和次数，并且可以让婴儿尝试各种口味，目标是在1至1岁半左右结束断乳。

断乳食品要避免生鱼片和生鸡蛋等生食，因为它们可能带有细菌和寄生虫。同样，也不要给婴儿太咸或有刺激性的东西。在1岁之前不要喂食蜂蜜，因为蜂蜜有被肉毒杆菌污染的可能性。另外，由于婴儿期容易发生食物过敏，鸡蛋、牛乳、小麦和大豆这类容易成为过敏原的食品尽量避免每天食用，也不要一次吃很多。

断乳结束后，婴儿每天吃包括主食、主菜和小菜的三餐，以便养成正确的饮食习惯。但是，仅三餐仍无法补充必需的营养素。不足的营养素可以通过每天两次的中间的加餐来补足。

 **常见考点**

母乳

　　如果仅喂母乳，要注意婴儿会因缺少母乳而导致体重增加不足。此外，哺乳期妇女长期服药、饮酒和吸烟对母乳的营养是有影响的。这方面请咨询有关医生。

**小笔记**

应避免的断乳食品

　　除蜂蜜外，因为鳗鱼容易引起消化不良，应避免食用。鳕鱼子、海胆、鲑鱼子也比较容易成为过敏原，所以，也应避免。多油食品也要避免。

## 身高体重指数

可以作为婴幼儿时期（出生后3个月到学童期）发育状态检查的指数。仅仅作为参考。

$$\boxed{体重\,(g)} \div \boxed{身高\,(cm)^2} \times 10$$

| 发育状态 | 身高体重指数 |
|---|---|
| 太瘦 | 小于13 |
| 偏瘦 | 13~15 |
| 标准 | 15~19 |
| 偏胖 | 19~22 |
| 太胖 | 大于22 |

## 婴儿期的能量需求估算

（kcal/d）

| | 男婴 | 女婴 |
|---|---|---|
| 0~5（月） | 550 | 500 |
| 6~8（月） | 650 | 600 |
| 9~11（月） | 700 | 650 |
| 1~2（岁） | 950 | 900 |
| 3~5（岁） | 1300 | 1250 |

《日本饮食摄入标准2015》，日本厚生劳动省。

## 怎样做断乳食品

开始断乳食品 ⟶ 断乳食品结束

| 时期 | | 出生~5，6个月 | 7~8个月 | 9~11个月 | 12~18个月 |
|---|---|---|---|---|---|
| 断乳食品的进度指南 | | ●观察婴儿的反应。刚始离乳食品时每天一勺一日一勺<br>●婴儿想吃母乳或乳粉时，就给母乳或乳粉 | ●每天给两次离乳食品，培养进食规律<br>●增加食品的种类。尝试到各种口味和口感 | ●养成饮食有规律很重要，一天给三次离乳食品<br>●可以和家里人一起在饭桌上吃 | ●每天规律的进餐，养成一天三次的进食习惯<br>●可以用手进食，认识到吃饭的乐趣 |
| 断乳食品的物理状态参考 | | 很容易弄软的状态 | 用舌头可以压碎的硬度 | 用牙龈可以压碎的硬度 | 用牙龈可以咬断的硬度 |
| 一次断乳食品的量 | 谷物/g | ●从烂米粥开始<br>●尝试下弄碎的蔬菜<br>●习惯了之后，尝试加入弄碎的豆腐，白身鱼等<br>●增加食物的种类，尝试不同的口味和口感 | 粥 | 粥，软米饭 | 软米饭，米饭 |
| | 蔬菜/水果/g | | 20~30 | 30~40 | 40~50 |
| | 鱼类/g | | 10~15 | 15 | 15~20 |
| | 肉类/g | | 10~15 | 15 | 15~20 |
| | 豆腐/g | | 30~40 | 45 | 50~55 |
| | 蛋类/g | | 卵黄至三分之一个蛋 | 二分之一个蛋 | 二分之一至三分之二个蛋 |
| | 乳制品/g | | 50~70 | 80 | 100 |

注：以上的数值是参考值，根据婴儿的食欲/成长发育的状态进行调整。

《母乳，断乳的参考指南2007》，日本厚生劳动省。

# 学龄期儿童的营养

**POINT**
► 在学龄期间，骨骼迅速发展，身高的年增长率达到峰值。
► 需要足够的蛋白质、钙、镁、铁等来保证生长的需要。
► 学龄期肥胖会加大将来患生活方式疾病的风险，因此应及早纠正。

## 这个时期是对于养成良好的饮食习惯非常重要的时期

学龄期是指6～11岁的小学生期间。在这期间，骨骼急速成长，男孩子在11～12岁，女孩在9～10岁达到年身高增长率的最高峰。这个时期，肌肉和持久力也会增加，呼吸器官和循环器官也会进一步发育。

在营养上，一定要确保对人体组成至关重要的蛋白质的摄入，和对于骨骼生长至关重要的钙以及镁的摄入。根据《日本饮食摄入标准2015》，这个时期造血所需的铁比成年人的需求量多。尤其是对于女孩来说，月经大多是在学龄期要结束时开始的，需要注意不要因为缺铁而引发贫血。

学龄期是养成正确的饮食习惯的重要时刻。确保每天有规律地吃三餐。如果遇到孩子不喜欢吃的食材，可以想一些把食材处理的适当小一些等料理方法，尽量避免挑食。

## 不吃早餐或者吃夜宵会导致生活习惯的紊乱

近年来，晚睡的儿童数量增加了，吃夜宵和因为睡过头而不吃早餐的现象已成为了一个问题。太晚吃夜宵会引发肥胖，不吃早餐会引起由于低体温和低血糖而导致注意力不集中和缺少活力。必须尽早改善这个问题。

对于肥胖的孩子，需要注意不要过多地摄取热量。如果学龄期儿童体重增加，则成年后容易形成不易瘦的体质，并且患上生活方式疾病的风险也将增加。应该想办法早日消除肥胖。

### 🔒 关键词

**不吃早餐**

早餐不仅对获得一天所需的能量和营养至关重要，对于唤醒睡眠中的大脑和身体以及调节生活节奏至关重要。

**骨骼生长**

维生素D可以提高钙的吸收率。日光浴后皮肤下会产生维生素D，因此，户外运动也很重要。

**学校供餐法**

学校供餐法在1954年制订，日本明确给出了学校伙食的法律依据，现已作为一项日本教育活动予以实施。2008年，日本对学校供餐法进行了大规模修改。修改中加入了促进学校的饮食教育的内容。

### ✏️ 小笔记

**儿童摄取能量的参考**

（0～10kg）体重×1.0
（11～20kg）体重×0.9
（21～30kg）体重×0.8
（31～40kg）体重×0.7
（41～50kg）体重×0.6
（51～60kg）体重×0.5
这之后摄取能量的计算式和成人一样。

## 儿童的身高 体重的成长曲线

SD是标准偏差的缩写，它是表示当前值和平均值的差距的一个指标。负值越大，身高和体重越小，正值越大，身高和体重就越大。

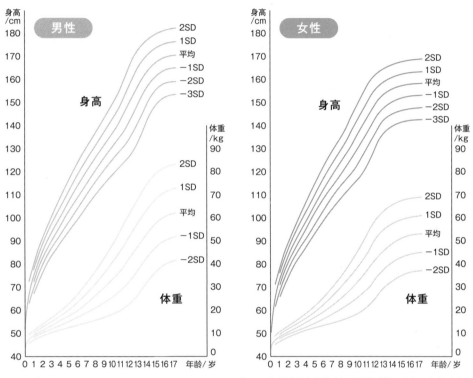

《2000年婴幼儿身体发育调查报告书》，日本厚生劳动省；
2000年学校保健统计调查，日本文部科学省。

## 学校午餐的饮食摄取标准（热量）

| 年龄/岁 | 6～7 | | 8～9 | | 10～11 | |
|---|---|---|---|---|---|---|
| 性别 | 男 | 女 | 男 | 女 | 男 | 女 |
| 身体活动水平 | Ⅱ | | | | | |
| 热量/kcal | 1550 | 1450 | 1850 | 1700 | 2250 | 2100 |
| 蛋白质推荐摄取量/g | 35 | 30 | 40 | 40 | 50 | 50 |
| 脂肪热量比例/% | 20～30 | | | | | |
| 碳水化合物热量/% | 50～65 | | | | | |

《日本饮食摄入标准2015》，日本厚生劳动省。

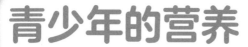

# 青少年的营养

► 在青春期，身高和体重迅速增加，男女性别差异增加。
► 蛋白质、钙等的必须摄取量达到最大。
► 要注意不吃早餐、偏食、过量减肥和一个人独自吃饭时的情况。

## 控制零食和方便食品的摄入量

青春期存在个体差异，但是许多儿童在初中和高中时为12至17岁。随着身高和体重的迅速增加，随着性激素的分泌增加了男女之间的性别差异。

青春期是骨量增加最大的时期。青春期是钙的存储量最大的时期，男孩子在13~16岁，女孩子在11~14岁。因此，根据《日本饮食摄取标准2015》，对于12~14岁的男孩子来说，推荐的钙摄取量是1000mg/d，女孩子是800mg/d。

在这个时期，热量和蛋白质的求取量最大。为了以后有个健康的体魄，这段时间要充分摄取热量和蛋白质。也要尽量避免用零食或方便食品充饥。因为这类食品含磷量高。磷和钙还有镁一样是组成骨头和牙齿的组成成分，但是磷过多，会影响身体对钙和铁的吸收，多吃零食或方便食品有可能成为骨骼发育不足和贫血的原因。

## 尽量和家人一起吃饭

最近，因为不吃早餐、偏食、过度减肥而导致的热量和营养不足问题越来越多。孩子一个人吃饭，会让偏食的现象越来越严重，由于和家人之间的交流不足有可能会对孩子的心理产生不好影响。再忙也要尽量和家人一起吃饭，让孩子在营养和精神面都得到充分的营养。

### 常见考点

**性激素**

性激素可促进第二性征的发育，男孩开始生长胡须和胸毛，并出现声音变化和初精。女孩的皮下脂肪增加，身体变圆润，身体做好了进行初潮的准备。男孩子的性激素是睾丸激素，女孩的性激素是雌激素。

### 小笔记

**过度减肥**

近些年，女孩子变瘦的愿望越来越强烈，有过度减肥的倾向。当体重比标准体重低20%时就有可能出现因为营养不足而导致贫血和体力低下，必须要引起注意，当BMI低于18时，身体就会处于危险的状态中。

## 青春期的饮食

| 年龄 | 12～14 | | 15～17 | |
|---|---|---|---|---|
| 性别 | 男 | 女 | 男 | 女 |
| 身体活动水平 | Ⅱ | | | |
| 热量/kcal | 2600 | 2,00 | 2850 | 2300 |
| 推荐量蛋白质/g | 60 | 55 | 65 | 55 |
| 脂肪热量所占的比例/% | 20～30 | | | |
| 碳水化合物热量/% | 50～65 | | | |

《日本饮食摄入标准2015》，日本厚生劳动省。

## 对中学生一个人吃饭状态的实际调查

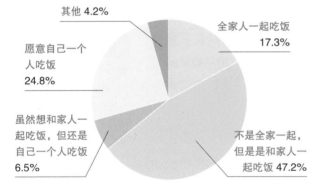

其他 4.2%

全家人一起吃饭 17.3%

愿意自己一个人吃饭 24.8%

虽然想和家人一起吃饭，但还是自己一个人吃饭 6.5%

不是全家一起，但是是和家人一起吃饭 47.2%

单独进食容易引起营养不良，而且对孩子的饮食习惯养成也会产生不利影响。例如在他们喜欢的时间吃饭，会导致三餐不定时。同时与家人的沟通不足也会导致孩子出现自闭症。

《儿童的饮食生活实际状态调查（2000年）》，日本体育/学校健康中心。

### Athletics Column

#### 青春期吃早饭和运动能力的关系

在生长最盛期，不吃早饭会导致大脑和身体的营养不足，对学习能力和运动能力也有影响。

右边的图，纵轴代表总体力，可以看出吃早饭的孩子的总体力平均值高。

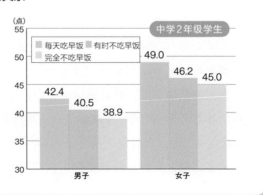

中学2年级学生

（点）

每天吃早饭　有时不吃早饭
完全不吃早饭

男子：42.4　40.5　38.9

女子：49.0　46.2　45.0

223

# 成人的营养

► 如果在青年时期（16～29岁）和壮年期（30～49岁）有不好的生活习惯的话，患生活方式疾病的风险将会增加。

► 40岁以后，应定期检查身体，并注意健康管理。

**POINT**

## 不太注意饮食生活的20年代

成人期是指从20～64岁，也有观点认为18～29岁是青年，30～49岁是壮年，50～64岁是中年。

青年期到壮年是人体力和精力的最旺盛的时期。如果在此期间生活方式不规律的话，饮食会没有规律。如果不规律的生活习惯得不到改善，听之任之地持续下去，那么随着年龄的增长，患上生活方式疾病的风险也会增加。特别是年轻一代尤其不明白健康的饮食习惯（参见第225页）的重要性。比如早餐问题，20～30岁的男性不吃早餐的比例超过了20%，而在同一年龄段的女性身上这个比例大概是16%。

男性身材肥胖的比例更高，和10年前相比，20多岁的年轻人肥胖比例变高了。如果对肥胖听之任之不管的话，这类人群在35岁以后出现生活习惯病的发病率就有可能会变高。与之形成对比的是，近年来，女性变瘦的趋势有所增加，特别是与10年前相比，尽管20多岁的女性瘦的人数有所减少，但仍有五分之一的女性太瘦。

40多岁以后，男性和女性最好每年都要进行一次特定疾病的检查和全身体检。大多数妇女从中年后期就开始进入更年期了。更年期是指闭经前后的10年，随着女性激素含量的急剧下降，其骨量减少，血液中胆固醇水平升高，可出现各种疾病（常常觉得身体不舒服等）。为了尽可能保持骨量，最好保证摄入足够的钙和维生素D，并且尽量多食用含有和女性激素作用相同的异黄酮的大豆产品。

 **常见考点**

**更年期**

女性平均的闭经年龄是50岁，闭经的前后10年被称为更年期。更年期的时期和症状因人而异。这个时期女性雌激素会急速减少，从而会导致出现各种症状，例如脸红、烦躁和盗汗等。

 **关键词**

**瘦**

BMI在18.5以下，被认为是低体重（瘦）。当体重比正常体重低20%的时候就是病态瘦了。这通常是由于年轻女性或者老年人进行不合理减肥造成的。

**异黄酮**

异黄酮是一种类黄酮，具有雌性激素的作用，在大豆中含量很丰富。异黄酮也被称为植物雌激素。通过摄取异黄酮，可预防骨质疏松，并且可能对一些更年期症状有一定缓解作用。

# 注意养成健康的饮食习惯（性别/年龄）

年轻人不太重视健康的饮食习惯，早餐通常被省略，而且吃主食和配菜搭配均衡的膳食的时候不多。

| 分类 | 注意（总和） | | 不注意（总和） | | | 注意（总和） | 不注意（总和） |
| --- | --- | --- | --- | --- | --- | --- | --- |
| | 一直注意 | 注意 | 不太注意 | 完全不注意 | 不知道 | | |
| 总数（n=1824） | 30.9 | 44.4 | 19.8 | 4.2 | 0.7 | 75.3 | 24.0 |
| **●男性** | | | | | | | |
| 20~29岁（n=72） | 9.7 | 34.7 | 43.1 | 11.1 | 1.4 | 44.4 | 54.2 |
| 30~39岁（n=117） | 16.2 | 39.3 | 32.5 | 11.1 | 0.9 | 55.6 | 43.6 |
| 40~49岁（n=152） | 15.8 | 42.8 | 32.9 | 7.2 | 1.3 | 58.6 | 40.1 |
| 50~59岁（n=125） | 18.4 | 47.2 | 32.0 | 2.4 | — | 65.6 | 34.4 |
| 60~69岁（n=181） | 36.5 | 35.9 | 21.0 | 6.1 | 0.6 | 72.4 | 27.1 |
| 70岁以上（n=190） | 39.5 | 36.3 | 16.8 | 5.8 | 1.6 | 75.8 | 22.6 |
| **●女性** | | | | | | | |
| 20~29岁（n=68） | 14.7 | 48.5 | 30.9 | 5.9 | — | 63.2 | 36.8 |
| 30~39岁（n=130） | 26.2 | 51.5 | 20.0 | 2.3 | | 77.7 | 22.3 |
| 40~49岁（n=178） | 30.3 | 53.4 | 15.2 | 1.1 | | 83.7 | 16.3 |
| 50~59岁（n=179） | 29.6 | 57.5 | 12.3 | 0.6 | | 87.2 | 12.8 |
| 60~69岁（n=200） | 39.5 | 49.5 | 9.5 | 0.5 | 1.0 | 89.0 | 10.0 |
| 70岁以上（n=232） | 51.3 | 36.2 | 7.8 | 3.4 | 1.3 | 87.5 | 11.2 |

注：结果（%），由于数值的小数点第二位四舍五入，所以合计可能会不一致。

关于饮食的意识调查，2014年日本内阁府。

## 不同年龄段男性肥胖的比例
（10年前相比较的结果）

男性肥胖的比例，20多岁的年轻人群中肥胖人数比例大幅度增加，40多岁、50多岁的人群中肥胖人数比例微微增长，三个人就有一个人属于肥胖。

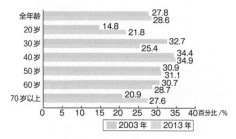

2013年国民健康营养调查，日本厚生劳动省。

## 不同年龄段女性肥胖的比例
（10年前相比较的结果）

20多岁女性偏瘦人群的比例有所减少，5人中有一个人偏瘦。

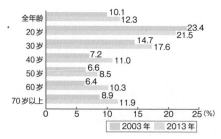

2013年国民健康营养调查，日本厚生劳动省。

# 老年人的营养

▶ 老人是指年龄在65岁以上的人，75岁以上是老年早期，75岁以上是老年晚期。
▶ 营养不足，也是造成常年卧床的原因。

## 瘦人要注意营养不良

高龄是指65岁以上。（75岁之前是老年早期、75岁之后是老年晚期）。

人到了老年，会出现老年化现象，例如：肌肉的力量和体力低下，骨量减少，脏器的各种功能低下，记忆力下降等。

自己可以吃饭的老年人，可以参考《日本饮食摄入标准2015》，并且在观察健康状况和活动量的基础上，计算需要的热量和营养。如果患有轻度疾病，就需要考虑疾病和药物对饮食的影响，要保证摄入足够的营养。特别要注意的是营养不足容易导致肌肉减少症和免疫力下降，是引起长期卧床的原因，必须加以注意。也可以从血清白蛋白水平和血红蛋白水平推测身体的营养状况。为防止营养不良，应特别注意那些BMI指数低于18.5，在半年内减重2～3kg的人。对于这类人群，需要设置可以提供大量的蛋白质、n-3脂肪酸、维生素和矿物质的膳食方案。蛋白质、维生素和矿物质对于防止身体功能下降是必不可少的，如果同时加强运动的话，会提高对肌肉减少症的预防效果。钙和维生素D可以有效增加骨质，沐浴在紫外线下时，体内也会产生维生素D。虽然随着年龄的增长，味觉的敏感度会变差，容易出现摄入盐分过多的现象，所以要在烹饪方法上下功夫，以达到减少盐分摄入的目的。老年人不容易觉得口渴，这容易引发脱水症。除了正常的饮食外，每天每人需要喝1～1.5L的水，以免身体缺水。

**常见考点**

**脱水的症状**

脱水是指体内缺乏水和电解质的状态。当体重减轻1%～2%时，也就是尿量减少的程度因而不容易被觉察。体重减轻在3%～9%时，会出现头痛、恶心和头晕等症状。当体重减轻高于10%时，就有可能有生命危险。

**关键词**

**肌肉减少症**

肌肉减少症是指肌肉在质量和强度上随着年龄增长而产生退化性损失的症候群。它是指肌肉量减少、肌肉无力（握力等）和身体功能下降中的任何两种或两种以上症状同时存在的症候群。因为跌倒或骨折都很可能变成需要护理的状态，所以要特别注意。

**血清白蛋白水平**

白蛋白是血液中的主要成分，它是一种蛋白质，是查看营养状况的指标之一。

**血红蛋白水平**

血红蛋白水平是验血项目之一。它用于诊断缺铁性贫血。老年人的血红蛋白水平有所下降，也是查看营养状况的指标之一。

## 高龄时期的饮食摄取标准

| 性别 | 70~ 男 | 女 |
|---|---|---|
| 身体活动能力 | II | |
| 热量/kcal | 2200 | 1750 |
| 蛋白质建议量/g | 60 | 50 |
| 来自脂肪的热量比例/% | 20~30 | |
| 来自碳水化合物的热量比例/% | 50~65 | |

《日本饮食摄入标准2015》，日本厚生劳动省。

## 代表性的高龄时期的营养不足的原因

**1 来自社会的原因**

来自社会的原因
独居
护理能力不足
孤独感贫困
虐待

**2 来自精神方面的原因**

老年性痴呆
老年性忧郁
对于吞咽障碍和窒息的恐惧

**3 和年龄有关的原因**

随着年龄增长引起的嗅觉，味觉的尺钝感食欲下降

**4 来自疾病的原因**

多重器官衰竭
炎症 恶性肿瘤
身体的疼痛
假牙等口腔问题
咀嚼吞咽障碍
日常生活不能自理
消化管疾病
（腹泻，便秘）

**5 其他**

饮食习惯不当
对营养的误解
医务人员指导错误

---

## 尽早发现营养不良的检查要点

以下是营养不良早期发现的检查要点，仅供参考。如果一个符合，就要检查饮食是不是有问题，有问题的话尽早改善。

**1 体重的变化**

半年之内体重减少了2~3kg或者1~6个月之间体重的减少率在3%以上

※ 体重减少率（%）

$$= \frac{（平时体重 - 现在的体重）}{平时体重} \times 100$$

**2 BMI**

不到 18.5
※BMI = 体重/身高$^2$（m）$^2$

**3 血清白蛋白水平**

不到 · 3.5g/dL
（低于3.8g/dL是要注意人群）

**4 总胆固醇水平**

150mg/dL 以下

**5 血红蛋白水平**

10mg/dL 以下

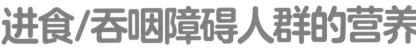

# 进食/吞咽障碍人群的营养

► 到了老年期，咀嚼能力和吞咽能力变弱的人增加，这个阶段会有为这个群体提供的介护食品。

► 为了体会吃东西的愉悦感，最好可以从口腔进食。

## 摄食、吞咽的5个阶段

到了老年期，因为牙齿的脱落和疾病等原因，咀嚼能力和吞咽能力都会下降。日本国立长寿医疗中心经过调查发现，在老年疗养病房、老年保健中心、特别老人养护中心的老人当中有40%以上的人患有饮食吞咽障碍。

摄食吞咽是指进入口腔的食物在被咀嚼后被吞咽的过程，这个过程被分为5个时期，看右边的详细介绍。这5个时期中，有一个或者几个时期出现问题的话就被认为患有摄食吞咽障碍。

进食和吞咽障碍的问题在于无法按照自己的意愿进食，这会降低生活质量（QOL），并增加营养不良、脱水、食物进入气管和窒息的风险。为了避免这些情况的出现，应根据饮食和吞咽障碍的程度提供介护食品。对于咀嚼能力较差的人，可以在料理方法上下功夫，比如将食物切成小块，在食材上多切几刀，把食材煮到很软等。对于吞咽能力较弱的人，可以根据吞咽能力为其选择粥、果泥状食物或果冻状食物。此外，日本护理食品理事会提倡通用设计食品（UDF）的四类区分方式。估计咀嚼能力和吞咽能力，用以决定提供膳食的硬度，进而开发和出售符合这种硬度的产品。

如果经口摄入营养不足的话，可根据需要进行肠管饲喂，以改善营养状况。但是，如果经口摄入营养能得到改善，那就还是进食介护食品，以保留进食的愉悦感。

 常见考点

**肺部异物吸入**

食物意外进入气管。吞咽能力减弱时，更容易发生这种情况。需要引起注意的是，如果吞咽的食物残留在气管中，可能会引发肺炎。

 关键词

**肠管饲养**

肠管饲养是由于严重的吞咽问题而无法通过口进食时，所实施的营养补法，是通过鼻管把营养直接输送到胃、十二指肠和空肠中。

**通用设计食品（UDF）**

可广泛用于日常饮食和介护食品的容易咀嚼吞咽的食品。符合日本护理食品协会制定标准的产品，可以在食品包装上使用·UDF的徽标。

## 饮食吞咽的过程

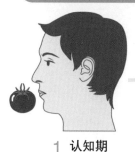 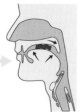 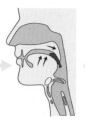 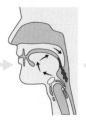 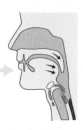

**1 认知期**
前期
大脑对食物的形状、颜色、硬度等进行判断

**2 咀嚼期**
准备期
食物在口腔内被咀嚼,和唾液一起混合形成容易被吞咽的食团

**3 口腔期**
用舌头把食块从口腔送到咽喉深处

**4 咽期**
咽部的食团进入食道

**5 食道期**
进入食道的食团通过食管进入胃

## 共用性设计食品的四个区分

| | | 区分 | | | |
|---|---|---|---|---|---|
| | | **1类区分**<br>容易咀嚼 | **2类区分**<br>要牙龈压碎 | **3类区分**<br>用舌头压碎 | **4类区分**<br>不用压碎就可以直接吞咽 |
| 咀嚼能力的参考 | | 硬的和大的东西进食有点困难 | 硬的和大的东西进食有困难 | 进食软的小的东西没有问题 | 只要是固体,不管多小都进食困难 |
| 吞咽能力的参考 | | 正常吞咽 | 有时不能正常吞咽 | 水和茶水有时候会吞咽困难 | 水和茶水吞咽困难 |
| 硬度的参考 | 米饭 | 软米饭,米饭 | 软米饭,米粥 | 米粥 | 米糊 |
| | 鱼 | 烤鱼 | 煮鱼 | 软溜鱼片 | 鱼肉泥 |
| | 蛋类 | 玉子烧 | 鸡蛋卷 | 碎炒蛋 | 纯鸡蛋糕 |
| 物理特性标准 | 硬度的上限值/（N/m²） | $5 \times 10^5$ | $5 \times 10^4$ | 溶胶:$1 \times 10^4$<br>凝胶:$2 \times 10^4$ | 溶胶:$3 \times 10^3$<br>凝胶:$5 \times 10^3$ |
| | 黏度的小限值/（mPa·s） | | | 溶胶:1500 | 溶胶:1500 |

注:溶胶是在分散体系中保持固体物质不沉淀的胶体。凝胶是一种状态,一种类似果冻的状态。

# 图书在版编目（CIP）数据

图解营养学基础 /（日）渡边昌主编；高智红译. — 北京：中国轻工业出版社，2025.1

ISBN 978-7-5184-3698-9

Ⅰ. ①图… Ⅱ. ①渡… ②高… Ⅲ. ①营养学—图解 Ⅳ. ①R151-64

中国版本图书馆CIP数据核字（2021）第211463号

责任编辑：钟　雨　　责任终审：李建华　　版式设计：锋尚设计　　封面设计：伍毓泉

策划编辑：钟　雨　　责任校对：晋　洁　　责任监印：张　可

出版发行：中国轻工业出版社（北京鲁谷东街5号，邮编：100040）

印　　刷：北京博海升彩色印刷有限公司

经　　销：各地新华书店

版　　次：2025年1月第1版第2次印刷

开　　本：710×1000　1/16　印张：14.5

字　　数：200千字

书　　号：ISBN 978-7-5184-3698-9　定价：68.00元

邮购电话：010-85119873

发行电话：010-85119832　010-85119912

网　　址：http://www.chlip.com.cn

Email：club@chlip.com.cn

版权所有　侵权必究

如发现图书残缺请与我社邮购联系调换

242465K1C102ZYW